知的生きかた文庫

脳をしっかり休ませる方法

茂木健一郎

JN109247

三笠書房

◉はじめに　仕事も勉強もうまくいかないその原因、脳の疲労にあり⁉

私はこれまで数多くの著書を出版してきましたが、その多くが「どうすれば、脳を活性化できるのか？」というものでした。

脳を活性化させる方法については、これまで実に多くを解説してきましたが、「脳を休ませる方法」についてはあまり触れてこなかったような気がしています。

そこで、この本を手に取ってくださった方に質問です。

「なんだか疲れが溜まってきたな……」と感じたときに、皆さんは一体どんな行動をとるのでしょうか？

・休日に家でゴロゴロして過ごす
・温泉に浸かって癒される
・マッサージをして疲れた部分をほぐす

確かに、疲れを取る方法として考えられるものはたくさんあります。

ですが、これらはあくまで身体を休ませる方法であり、脳も休ませることができているとは限りません。

その証拠に、いくら家でのんびり過ごしていても、なかなか疲れが取れなかったり、逆に余計に身体がだるくなってしまったりしたという経験はありませんか？

何を隠そう、その原因は「しっかり脳を休ませてあげられていない」というところにあるのです。

「本当の意味で疲れを解消するためには、脳を意識的に休ませる必要がある」

これこそが、この本のテーマです。

私たち人間の脳というのは、いくら身体を休めていたとしてもしっかりと活動しており、脳疲労がどんどん蓄積されていっているのです。

それが具体的にどういうときかといえば、入ってくる情報の量が多すぎて脳の処理が追いつかないときや、人間関係などのストレスで自律神経が乱れているときなどです。

現代を生きる私たちには、もはや手放すことができないスマホやパソコンを見ている時間、あるいは休日に家でゲームをやっている時間が1日の大半を占めているという方も少なくないでしょう。

また、近年ではＡＩ（人工知能）が驚異的な進化を遂げ、私たちの働き方や学び方、そして生き方さえも一変しようとしています。中でも世界に衝撃を与えているのが対話型ＡＩ「ＣｈａｔＧＰＴ」です。

こうしたＣｈａｔＧＰＴに代表される、いわゆる「生成ＡＩ」の開発によって、文章や画像、プログラミングなど、人間の創作を超えるさまざまな新しいコンテンツが、ほんの数秒で簡単に手に入る時代が到来しました。

では、私たちの働き方はどのように変わっていくのでしょうか。

世の中にはさまざまな見解がありますが、ＡＩができることはＡＩに任せ、人間は人間でなければできないよりクリエイティブなことに集中する時代が、もう目の前まで迫ってきていると考えるべきです。

特に、ビジネスパーソンはいままで以上に「自分の仕事が社会でどのような価値を創り出せるのか」ということを、改めて考え直す時期に差し掛かっているといえるのです。

そうしたことを踏まえ、日々の仕事に追われているビジネスパーソンも多いことでしょう。

ただし、私たち人間の脳というのは、無限に情報を処理できるわけではありません。過度な情報が脳に入ってくれば、そのすべてを処理しようと頑張ってしまい、脳が疲れてしまうわけです。

つまり、脳に疲労が蓄積されればされるほど、脳の働きが低下することによって、身体全体に影響が出てしまいます。

こうした悪循環が、休日にいくら家でのんびり過ごしていても、なかなか疲れが取れなかったり、逆に余計身体がだるくなったりする原因なのです。

しかも、脳の疲労というのは肉体的な疲労に比べて気づきにくいという特徴があります。また、脳疲労はその原因もわかりにくく、はっきりしないことも多いのが難点です。

そこで、自分の脳がどれほど疲れているかについて、「脳の疲労度チェックリスト」をご用意しましたので、まずは皆さんの脳の状態をチェックしてみてください。

□いつもイライラしてストレスを感じる
□本を読んでいても内容がなかなか頭に入ってこない
□自分の考えがうまくまとまらない
□何もしていないときほど不安になることが多い
□時々仕事をしていて無気力になる
□休日に外出をするのが億劫に感じる
□長時間働いているわけでもないのに疲れを感じる
□人に会ったり話したりするのが面倒に感じる
□食事がおいしいと思わない
□寝付きが悪く、夜中に目が覚めることがあるいかがでしたでしょうか。

自分は1つもあてはまらないという方は、脳が極めて健康的であるといえるでしょう。逆に、あてはまる項目が3つ以上あるという方は、脳が疲れている可能性が極めて高いと考えられます。

こうした脳が疲れた状態を放置して仕事に没頭してしまうと、自律神経のバランスを崩してしまい、不眠になったり、思考力が低下したりして、仕事の大事な局面でミスをしてしまうことにつながってしまうので注意が必要です。

私たちの脳というのは、生きる上での「司令塔」のような役割を担っています。その司令塔が疲れたままでは、何をするにしても悪影響が出てきてしまうものなのです。

だからこそ、脳を疲れたままにせず、疲労をしっかりと取り除くために意識的に休ませる必要があるのです。

ただただ、がむしゃらに働き続ける――。

とにかく、必死で勉強する――。

このような意気込みで頑張っているのに、なぜか結果が伴わないと悩んでいる人もいるかもしれません。ですが、その原因は多くの情報を処理している脳を休ませてあげられていないからに他なりません。

自分の脳を休ませることができるのは、本人である自分自身だけということを肝に銘じて、これからは意識的に脳を休ませる時間をつくることが大切です。

そこで、皆さんの脳疲労を少しでも取り除くためのお役に立てばと、本書では脳を休ませるためのノウハウを詳しく、そして余すところなく解説していきます。

「脳をしっかり休めて、最高のパフォーマンスを手に入れる！」

そんな心意気で、本書を読み進めていただければ、筆者としてこれほどうれしいことはありません。

茂木健一郎

目次

◎はじめに　仕事も勉強もうまくいかないその原因、脳の疲労にあり!?　3

第1章 成功する人ほど、脳を休ませている

ひらめきは「ぼんやりと過ごす」から生まれる!?　18
私たちの脳には、「何もしない」「先延ばし」が必要　22

第2章

ストレスや疲労に強くなる、脳の休ませ方

一流クリエイターの上手な脳の休ませ方　27
脳は、「疲れている」のではなく「退屈している」可能性もある　32
漫画家・浦沢直樹さんの脳の休ませ方とは？　37
人と会うことでも脳は休まる　42
目の前の課題とは、まったく関係のないことを考える　46
あえてボーッとすることで、創造性がアップ　49
長期間の強いストレスで記憶障害になる　56

「テンション・コントロール」で脳をうまく活性化させる 61
ストレスは脳に悪いことばかりではない 66
切り替え上手な人になろう 71
「一区切りをつける」ことが仕事や勉強の効率を上げる 76
自分がコントロールできないストレスへの対処法 82
どんな悩みやストレスがあっても、まずは行動すべし 88
脳内ワークライフバランスは人との対話に似ている 94

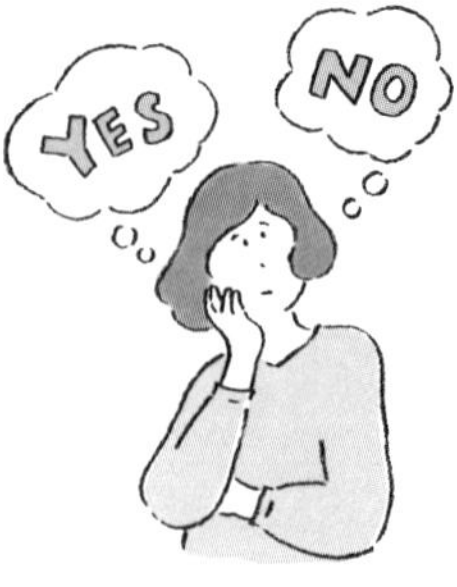

第3章

脳を休ませてパフォーマンスをアップさせる

天才が努力と無縁に見えるのは、脳が休まっているから 102
質の高いパフォーマンスは質の高い脳の休ませ方から始まる 106
最高のパフォーマンスを発揮している人には、「手ぶら感」がある 110
ボーッとしているときこそ、脳がメンテナンスされている 115
規則正しく質の高い睡眠で脳を休ませる 120
脳を休ませて副交感神経を優位に働かせよう 124
マインドフルネスと脳の意外な関係 129
偏った脳のバランス回復を担う「脳内マッサージ」 133

第4章

超実践！今すぐ脳の休息習慣を身につけよう

脳内マッサージで脳を休めれば創造的になれる　138
脳を休める前に、まず目一杯脳を使う　142
「現場から離れる」&「着替える」で脳を休める　148
ジョギングやウォーキングで自分のスペースをつくる　154
短時間の仮眠で脳がスッキリ　160
「おひとりさまごはん」で脳を休めよう　165
脳科学的にも理にかなっているイギリスの「ティータイム」　171

脳を休めるには「一人時間」が効く　177
気ままな一人旅は、最高の脳内休暇　183
寝る前に1日を振り返って脳内を整理しよう　186
自分の尊敬する人になぞらえて自分を高めよう　189
自分の考えを整理する時間こそ、脳を休める時間　193

◎おわりに　199

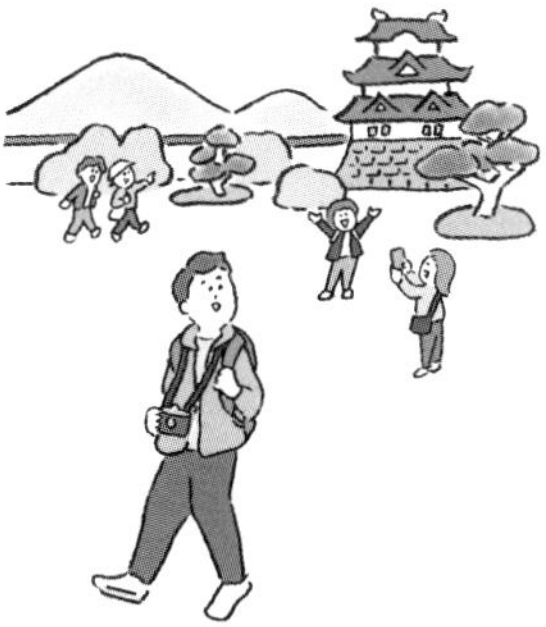

編集協力　神原博之
イラスト　いしやま暁子
組版　株式会社フォレスト
校正　株式会社鷗来堂

第1章

成功する人ほど、脳を休ませている

ひらめきは「ぼんやりと過ごす」から生まれる!?

「ただただ、ボーッとした時間を過ごす」

こんなことを聞くと、「やる気がない」「時間がもったいない」などと考えてしまうビジネスパーソンが多いようです。

ところが、最新の脳科学では**「ぼんやりと過ごす」ことの重要性**が浮かび上がってきています。

ただただ、ボーッとした時間を過ごす目的はいうまでもなく、脳を休めることです。なぜ、脳を休ませるのかといえば、一時的に集約された情報や記憶を整理するためです。

脳を休ませてアイドリングさせる時間がなければ、クリエイティブなことは思いつかないといっても過言ではないのです。

「ただただ、ボーッと過ごす」という時間をどれだけ確保できるかが、クリエイティブに生きるカギになるわけです。

ボーッとするということは、**脳の「デフォルト・モード・ネットワーク」（脳の別の領域同士が同期して、協調して活動し、1つの機能を果たしていること）**を働かせることにもなります。

すると、これまで思いつかなかったような「ひらめき」が生まれることになるのです。

ひらめきに必要なのは集中とリラックス

ひらめきというのは、ただオフィスの机に向かっていれば浮かんでくるものではないということは、誰もが経験していることではないでしょうか。

ひらめきに必要なのは、「集中とリラックス」のバランスです。

ひらめきやアイデアは、基本的に脳がリラックスして脳がアイドリングしている状態でなければ生まれにくいといわれています。

たとえば、何時間も何時間も考えぬいた末に疲れ果て、お風呂に浸かった瞬間「ひらめいた!」という経験をした人もいるかもしれません。

これがまさに「ただただ、ボーッと過ごす」ということの効果です。

このとき注意しなければならないのは、集中、リラックス、集中、リラックスというメリハリのあるサイクルをまわすことを意識するということです。ただただ何もしない時間をつくるだけでは意味がありません。

遊んでいるようで最もクリエイティブ

アインシュタインは、台所でバイオリンをボーッと弾きながら物理の問題を考えていたという有名なエピソードがあります。

こうした行為は、「完全に遊んでいる」と思われがちですが、とんでもありません。このときにこそ、最もクリエイティブなことをやっているといえるのです。

多くの日本のビジネスパーソンは仕事の集中の仕方は心得ていても、リラックスしたり、休んだりするということが、苦手なようです。

このことが、日本企業にイノベーションが起こりにくいということに少なからずつながっているような気がしてなりません。

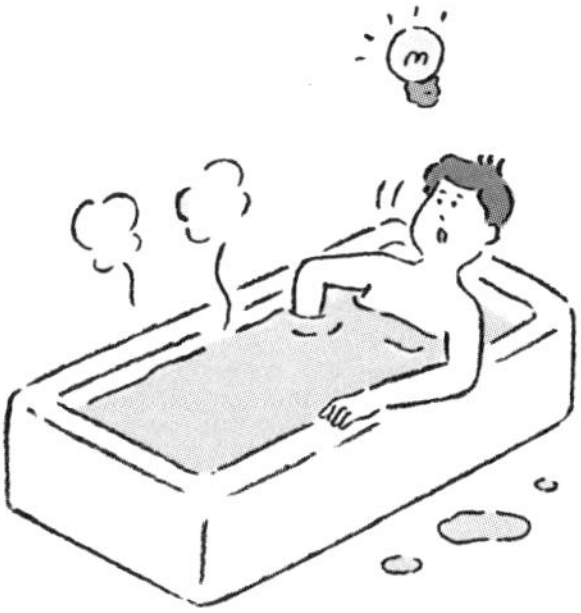

私たちの脳には、「何もしない」「先延ばし」が必要

「何もしないでいるよりも行動を起こすべき」
「何もしていない自分に価値を見出せない」

こんな考えを持って仕事をしているビジネスパーソンも多いのではないでしょうか。

実際に、「何もしない」、あるいは「先延ばし」といったことは、世の中では「悪」ともとられてしまうことが多々あります。

ですが、**私たちの脳には「何もしない」、あるいは「先延ばし」の時間が必要なのです。**すなわち、時々脳を自由にして、日々の出来事を処理する時間をつくって

あげることが大事だということです。

「振り返りタイム」こそ成功の秘訣

たとえば、皆さんが道を歩いているときに空き地を見つけたとしましょう。その空き地を見て、「こんなに広い土地をそのままにしておくなんて、もったいないな」と思うかもしれません。

それと同じように、脳のなかの空いたスペースがあれば、「何かやれることがあるはず」と考えてしまうのではないでしょうか。

これが、脳のなかの種がしっかりと育っていかない大きな要因になっているのです。

そんな状態で、いくら脳のスペースを埋めようとしても、その種は大きく育つわけはなく、もやしみたいなものにしかなりません。

脳のなかの種を大木にしたいのであれば、「何かすべき」と考えるよりも、日常生活のなかで余裕を持って生きている雰囲気というのが大事だということです。

というのも、**一見すれば何も考えていないように見える人が、世の中で成功を収めているケースがほとんどだからです。**

そうした人というのは、**実は最も自分自身や物事を振り返って考えている**のです。

ボーッとしているから活躍できる⁉

親しくしている友人で、アーティスト集団「チームラボ」の代表を務めている猪《いの》子《こ》寿之《としゆき》という人物がいます。

彼はまさに、一見すれば常に余裕を持っているように見えて、実は世界的に大きな成功を収めているという好例です。

彼は、「年に何回かパソコンをなくす」ということを、ツイッター（現X）で公言していました。

単なるおっちょこちょいといえなくもないですが、そんなボーッとしている時間こそが、彼にとって脳のなかの種への水まきの時間になっているのではないかと思うのです。

だからこそ、チームラボでの活躍ぶりは目を見張るものがありますし、私たちが想像もできないような発想が出てくるのではないでしょうか。

脳は曜日に関係なく休ませる

こうした余裕を持って過ごす時間は、一見すればムダに見えるかもしれませんが、実は脳にとっては必要不可欠なものなのです。

すると、次のように考えてしまう人がいるようです。

「月曜日から金曜日までガッツリ集中して働いて、土日に一気に脳を休ませる」

なるほど。確かに、これなら誰にでもできそうですね。

ですが、このようなやり方は、脳科学的な見地からも、あまりお勧めできることではありません。

なぜなら、私たちビジネスパーソンの脳というのは、曜日に関係なく四六時中働いているからです。

そう考えれば、**やはり脳を休ませるのも曜日に関係なく、四六時中行うべき**なのです。

たとえば、1時間ほど集中して働いたとすれば、その後の1時間集中するために、10分の振り返りタイムを設けてみる。

あるいは、仕事の合間に、トイレに行く時間を使ってボーッとしてみる。

そういった、**ちょっとした隙間時間に「ボーッと何もせずに余裕を持つ」**ということが、脳を休ませる上での重要なファクターになってくるのです。

一流クリエイターの上手な脳の休ませ方

結果を出し続けて成功しているビジネスパーソン、あるいは一流と呼ばれているクリエイターやミュージシャン。

私が知る数多くの方々には、ある共通する点があることに気がつきました。それは、脳の休ませ方が非常にうまいということです。

実は、この**脳を休ませるということと、創造性というのは密接に関係しているのです。**

たとえば、ユーミンこと松任谷《まつとうや》由実《ゆみ》さん、ゆずの北川悠仁《きたがわゆうじん》さん、布袋寅泰《ほていともやす》さん、そして秋元康《あきもとやすし》さんなど、錚々《そうそう》たる方々とお会いして話していると、不思議とみんながみんな「余裕がある雰囲気」の持ち主だったのです。

もはやいうまでもありませんが、ここに名前を挙げた一流のミュージシャンやクリエイターというのは、毎日忙しく仕事をしているに違いありません。

では、日頃から仕事に追われ、がむしゃらに働いているビジネスパーソンと、そうした一流のクリエイターでは、一体何が違うのでしょうか。

がむしゃらだけでは、いい結果は出ない

ただがむしゃらに走り続けているビジネスパーソンというのは、脳を上手に休める術を知りません。彼らは、何となく、いつも時間に追われてあくせく働いているのではないでしょうか。

そういう人たちというのは、短時間で集中的に仕事をすることはできても、長時間密度の濃い仕事をすることはできません。そして、なかなか仕事のクオリティを上げることができません。

では、同じように忙しく仕事をしている一流のクリエイターたちはどうでしょうか。

秋元さんにしろ、ユーミンにしろ、ものすごく忙しいはずなのに、まるで夏休みの宿題が終わった余裕のある小学生のような空気をつくり出しているのです。

もっとわかりやすくいえば、**脳を休ませる隙間時間を上手につくり出しているの**と考えることができるのです。

なぜなら、彼らはただがむしゃらに作詞をしたり作曲をしたりしても、人の心を打ち、後世に残るような名曲が生まれるわけではないということを知っているからです。

彼らは、曲づくりに行き詰まってきたと感じたときには、一度現場から離れてボーッとしたり、何も考えない時間を意識的につくり出したりして脳を休め、脳のエネルギーが補充されれば、再び曲の創作に戻るということを繰り返しているのです。

馬の習性に学ぶ

私が以前MCを務めていた『プロフェッショナル　仕事の流儀』という番組で日本中央競馬会の調教師だった藤澤《ふじさわ》和雄《かずお》さんがゲストに来てくださったとき、競走馬の育て方について、とても興味深いお話をしてくれました。

「どんなに強く、どんなに速い馬でも、頑張りというのは一生のうちにごくわずかしか使うことができないんです。たとえ将来期待されている馬だからといって、がむしゃらに速く走らせたり、頑張りを使いすぎてしまうと、その後どうしても伸び悩んでしまう。人間でいえば、受験勉強をやりすぎて燃え尽きてしまって、その後の将来に希望が持てないのと一緒ですね」

私は思わず、「では、どうすればいいんですか？」とたずねました。

「そういうときには、わざと遅い馬と走らせるんです。馬というのは、みんなで走るという習性があるので、速い馬も遅い馬に合わせて走ろうとしますし、逆に遅い馬は速い馬に追いつこうとして走るようになる。すると、速い馬は筋肉をそれほど酷使せずに走るようになるのでゆっくり強く育っていくのです。遅い馬というのは、速い馬に引っ張られていって実力が伸びていく。つまり、Win-Winの関係でトレーニングができるということです」

いかがでしたでしょうか。つまり、人間もただがむしゃらに突っ走るだけが結果につながるというわけではないということが、藤澤さん独自の調教法からもご理解いただけるのではないでしょうか。

脳は、「疲れている」のではなく「退屈している」可能性もある

「小津調」と称される独特の映像世界で優れた作品を次々に生み出し、世界的にも高い評価を得ている映画監督で脚本家でもある小津安二郎《おづやすじろう》は、山小屋にこもり、同じく映画脚本家の野田高梧《のだこうご》と連日お酒を飲みながら脚本を書いていたそうです。

空いた一升瓶に1、2と数字を書いていき、それが60、70になったときに、やっと1本の映画の脚本ができたというエピソードがあります。

「お酒を飲みながら脚本を書くとは何事か！」と思う人もいるでしょう。ですが、これが数々の名作を生み出した小津流の脳の休ませ方だったのかもしれません。

ではなぜ、多くの一流クリエイターがまるで夏休みの小学生のように、脳を休め

ることに重きを置いているのでしょうか。

脳の疲労回復も大事な仕事の1つ

それは、「脳の疲労を溜めこまない」ということが必要であることを、**普段の仕事から本能的に感じているからに他なりません。**

特に、集中的に仕事を続けているときというのは、脳の疲労が溜まりやすいといえます。

「身体が特別に疲れているわけではないのに、なぜか頭が働かない……」

このような経験は、おそらく誰もがしているのではないでしょうか。

そんなときには、根性論だけではなかなかうまくいかないので、しっかりとした戦略を立てながら、自分なりの疲労回復法を考えることも、重要な仕事のテクニックとなるのです。

「やることは多いのに、どうもやる気が出ない」
「いつもイライラしてしまう」
「疲れて眠いはずなのに眠れない」
「目の疲れやひどい肩こりや腰痛を抱えている」

これらはまさに、「脳が疲労している」サインだといえるでしょう。

脳が疲れているときというのは、精神的なストレスや外部からの情報を詰め込みすぎてしまって脳が正常な機能を果たせていない状態になっているときです。

そんな脳が疲れ切った状態であることを知らずに、「もう少しだけ頑張っておこう」などと無理を重ねれば、脳の疲労はどんどん蓄積していってしまいます。

脳の疲れは見過ごしやすい

また、「脳が疲れている」ということには、ちょっとした罠が仕掛けられているのです。
それは、**身体の疲れのような全身に感じる疲労感や筋肉痛などといった実感のある疲労ではないため、ほとんどの人は、今、自分の脳が疲労しているかどうかを、判別することができない**ということです。

特に、毎日のように忙しく働いているビジネスパーソンは要注意です。ここで一度、日々の行動を振り返ってみてください。

「自分さえ我慢すれば仕事がうまくまわる」
「結果を出すためには、ある程度の無理は仕方ない」

そう考えて、自分の脳の疲労を見過ごしてしまっている可能性があります。
脳を休ませるためには、こうした脳の疲労の見過ごしや、自分自身との対話不足を解消するところからスタートしなければなりません。

また、脳の疲労については、脳科学の見地からは、別の理由も見え隠れします。

それは、**脳が疲労を感じていると思っていても、実はずっと同じことに没入して脳が退屈しているだけかもしれないということです。**

だとすれば、その退屈をなくしさえすれば、脳が疲労を感じることもないということになります。

同じことを長時間やっていることが原因で脳が退屈しているのであれば、**一度今やっている仕事の流れを変えて、まったく違うことをやれば脳は再び高いパフォーマンスを発揮することができる**というわけです。

そのような意識づけによって、脳が疲労を感じるのを抑制していくことができるようになっていきます。

漫画家・浦沢直樹さんの脳の休ませ方とは？

とてつもない創造力を発揮する一流のクリエイターの天敵。それは、「生みの苦しみ」です。

新しいものを生み出す苦しさというのは、それが誰もが思いつかないようなことであればあるほど、大きなものとなります。

もちろん、クリエイターだけではなく、ビジネスパーソンであっても企画や新商品の開発などで、それこそ生みの苦しみを味わっているのではないでしょうか。

一見すればこの生みの苦しみに見舞われているときは、脳に相当な負荷がかかっているように思われている方もいるかもしれません。

ですが、その苦しみを乗り越えて、**「いいものができた！」という瞬間の脳は、**

ドーパミンがあふれ、癒されているのです。

脳を休ませると、情報がつながり出す

以前、あるテレビ番組の企画で、人気漫画家の浦沢直樹《うらさわなおき》さんに、この生みの苦しみについてのお話を伺ったことがありました。

浦沢さんは、「ネームを書くのが一番苦しい」とおっしゃっていたのが印象的でした。

ネームはコマ割りやセリフなどで構成されていますが、漫画を描く工程というのは、それこそ半分以上がネームの作業になるのです。

それはまるで、100メートルの全力疾走を何回も繰り返すような苦しさがあるというのです。

ですが、それが終わると一気に楽になってくるので、そこで一度脳を休ませるそうなのですが、脳科学的にいえば、この時間こそが次の生みの苦しみを超えるため

の儀式だということになります。

それは、ネームを考える仕事が終わって解放されたというよりも、**脳を休ませることでいろいろな情報をつなぎ合わせている**といったほうが正しいかもしれません。

そんな浦沢さんが、実際にどのように脳を休ませているのかといえば、ソファに寝転がるとおっしゃっていました。

リラックスした状態でソファに横になると、夢うつつになっていき、そこからパッと起きた瞬間に次のネームが頭のなかでできていることがよくあるそうです。

ここで興味深いのは、ソファに寝転がってうたた寝をするという部分です。

普通に考えれば、ただ休んでいるように思われがちですが、浦沢さんの脳のなかでは、そのときこそが最もネームを練っているときなのです。

つまり、**うたた寝をしながら全力疾走している**という、何とも不思議な状態だということです。

このように脳を休ませながらも創造力を発揮するという習慣を持っているクリエイターは少なくありません。

考え抜いたら、ひとまず寝てみる

では、こうした脳を休ませながらも創造力を発揮するための感覚を、誰もが実践することはできるのでしょうか。

結論からいえば、誰もができる、とっておきの裏ワザがあります。

それは、何か新しいものを生み出そうとしたり、課題をクリアしたりするのに行き詰まってしまったときには、**とりあえず寝てしまう**ということです。

これを、英語では「sleep on it（一晩寝かせて考える）」といいます。

まずは、とにかく考えに考え抜いてみる。そこからパッと脳をオフにして寝てしまうのです。

すると、目が覚めたときに、不思議と脳のなかで整理がついているという経験をすることができるようになります。

ただし、ここで気をつけていただきたいポイントがあります。

それは、**単純に「ちょっと脳が疲れたから寝よう」というような、無気力でいるということと、脳を休ませるということはまったく違う**ということです。

脳を休ませるということは、常に頭のなかでは何かを探しているのです。それは、思考停止しているというよりは、無意識のなかで脳が疾走し続けているというイメージに近いかもしれません。

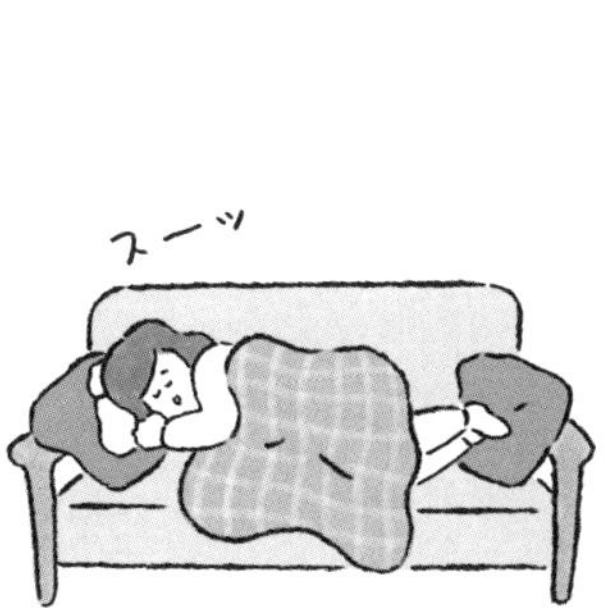

人と会うことでも脳は休まる

一流のクリエイターやミュージシャンというのは、ときに孤独との戦いに身を置かなければなりません。

まさに、自分を追い込む作業をしているのです。

こうした、「一人でいるときに自分を追い込む」＝「脳を酷使している」ような場合、どうやって脳を休ませればいいのでしょうか。

私が導き出した答えは、「人に会う」ということです。

つまり、脳を休ませるために、人をうまく利用するということになります。

自分一人で夢中で仕事をこなしているときというのは、確かに効率がいいかもしれませんが、脳を休ませるという観点からいえば、なかなか難しいといわざるを得ません。

人と会うことで、仕事のリズムを変える

確かに、意図的に隙間時間をつくり出し、人と会ったりすると、仕事のペースが落ちることになってしまいます。作業に追われているときに人と会って会食するなど、面倒くさいなと思うかもしれません。「こんな時間があるなら仕事をしていたい」といったように思ってしまいがちです。

ですが、こうした考え方こそが、実は多くの人が脳を休ませられない要因となっているのです。

あえて人と会うことで、仕事のリズムを変え、脳を休ませてあげる。そしてその後また仕事に戻ったほうが、圧倒的にパフォーマンスの高い仕事をこなすことができるはずです。

「人と会う」ということは、人間関係の煩わしさが伴うため、脳を休めるどころか、覚醒してしまい、脳が疲弊してしまうのでは？　ストレスを感じてしまうのでは？　と思われる方がいるかもしれません。

特に、人付き合いや人間関係が苦手な人は、できるだけ人とかかわらない時間を過ごしたいと思うはずですが、そこは逆転の発想でぜひとも試してほしいと思います。

成功する人は上手に自分を開放している

また、「会話をすることが、脳が休まることにつながるのでしょうか？」という疑問を抱いてしまうかもしれません。

確かに、雑談1つにしても脳は活発に働いていますし、人からいろいろな話を聞くというのは脳にとって大きな刺激でもあります。

ですが、「人と会って脳を休める」というのは、実はちょっとしたコツがあるのです。

それは、会話にいっさいの目的を持たずに、ただただ「ふわ～っとした時間を過ごす」ということを意識して、そこで自分を開放してあげるのです。

私はこれを、**「脱抑制の創造的ミーティング」**と呼んでいます。

成功を手にしている多くのビジネスパーソンや、一流のアーティストなどは、人と会うことによって上手に自分を開放できる人です。

一人で仕事をしているときには、自分を追い込んで創造的に働き、一段落したところで人と会い、自分を開放しながらゆったりとした時間を過ごすことで、脳を休ませることができるというわけです。

まずは、そうしたロールモデルが存在していて、そういう人たちこそがビジネスでも音楽の世界でも結果を出し続けているということを知ってほしいと思います。

目の前の課題とは、まったく関係のないことを考える

脳を休めている時間というのは、そのなかで、あるもの（ドット）と、まったく違う別のあるもの（ドット）が結びつき、ひらめきが浮かぶということがあります。

この結びつきのひらめきは、無意識のなかでいつ起こるかわからないものです。

ましてや、ひらめきが起こるタイミングを制御することもできません。

しかし、その準備をすることはできます。さまざまなドットのもととなる「素材」を無意識のなかに投げ込むのです。

私たちは日頃から何かを読んだり、聞いたり、観たり、体験したり、あるいは考えたり、書いたりしていくなかで、自分の無意識のなかにそれらの情報を蓄積していっています。

あとはそれらの素材が無意識のなかで発酵していき、変容していくのを待つのです。

To Doリストに注意

無意識のなかでの素材の変容プロセス自体は、意識的にコントロールすることはできませんが、それがどのようなものかをイメージするのであれば、それぞれの素材が混ざり合い、組み合わさっていく感覚に近いかもしれません。

こうしたドットとドットを結びつけようとする能力を、「マインド・ワンダリング（Mind Wandering）」といいます。

この、**マインド・ワンダリングとは、目の前の課題とはまったく関係のないことを考えている状態のことです。**

つまり、ぼんやりと脈絡なく、さまざまなことに思いを馳せるマインド・ワンダリングという脳活動をすることが、結果として脳を休めることにもなり、多くのひらめきをもたらすことにつながっていくというわけです。

私がよくいうのは、「外部にTo Doリストをつくらないようにしよう」ということです。

手帳やスマホなど、外にTo Doリストがあると、イメージとしては自分が機械になって一つひとつの与えられた項目を順番に実行していき、すべてのリストが終わったらタスクが完了するということになります。

しかし、このようなシステムはドットとドットを結ぶマインド・ワンダリング能力という観点からも脆弱《ぜいじゃく》であるといわざるを得ません。

あえてボーッとすることで、創造性がアップ

現代を生きている私たちビジネスパーソンは、テレビやパソコンはもちろん、スマホやタブレットに囲まれた生活を余儀なくされているせいで、「何もしていない時間」、つまりは脳を休ませる時間がほとんどありません。

少し振り返ってみても、ランチの休憩時間や、ちょっとした隙間時間があっても、ついスマホに手が伸びてしまう人が多いのではないでしょうか。

ですが、ここはぜひ、ボーッとした時間を過ごしながら脳を休ませてあげてほしいところです。

実際、そのことによって、実に多くのメリットが生まれてきます。

集中しているときは斬新な発想が浮かびにくい

カリフォルニア大学のベンジャミン・ベアード教授は、**ボーッとすることで脳は創造的になり、生産性が向上する**という研究結果を発表しました。

彼の研究によれば、ほとんどの現代人の脳は〝常にオン〟の状態にあるため、〝オフ〟にしてあげなければ集中力が磨耗してしまうとのことです。

私たちが仕事でも勉強でも、何かを集中的かつ能動的に行っているとき、脳の機能はそのことだけに集中して雑念が入りにくい状態になっています。

確かに、集中して取り組むということはできているものの、創造性が求められる作業にあたっているときには視野が狭くなり、新しい考えや斬新な発想が浮かびにくくなっているといえるでしょう。

その一方で、**何も考えずにボーッとしている状態というのは、脳が次から次へと情報を整理してくれるので、創造的作業において新たなインスピレーションが浮かびやすいといえるのです。**

ですから、新しいアイデアが必要となるような創造性が求められる仕事にあたるときには、あえて何も考えずにボーッとする時間をつくり、それからもう一度その課題に戻るようにしてみてください。

休憩中はスマホに触らないようにする

では、どのようにボーッとする時間をつくり出せばいいのでしょうか。

多くのビジネスパーソンが実践しやすいのは、ランチタイムなどの休憩中にスマホにいっさい触らないようにするということです。

どうしても、息抜きにＳＮＳをしたり、ゲームをしたりしてしまいがちですが、実はスマホに集中することで脳を休めるどころか、創造性が阻害されていると考えてみてはいかがでしょうか。

また、どうしてもそのようなボーッとする時間をつくり出せないという人は、**椅子などに座って、何も考えずに、楽な姿勢で10分間ほど目をつむるというだけでも脳を休ませることができます。**

創造性の最大の敵は自分

ここまできたら、創造性が生まれるのも間もなくですが、ここで1つ注意しなければいけないことがあります。

それは、自分の創造性の最大の敵が自分自身であるということです。

多くの人が、

「あれもやらなくちゃ、これもやらなくちゃと焦る自分」

「ただがむしゃらに考え続ける自分」

「机に向かってうんうんと唸り続ける自分」

というように、自分のなかにたくさんの自分がいて、ボーッとする時間を遮ってしまっているのです。そんなことをしていると、ますます創造性は失われてしまいます。

真面目気質の日本人には特に多いのですが、空いた時間があるからといって違う仕事を入れたりしてはいけません。

たとえ10分でもいいのでボーッとする時間をつくり出すことに専念してみてください。たったそれだけでも脳細胞が躍り出し、新しいインスピレーションが湧いてくるということが期待できるはずです。

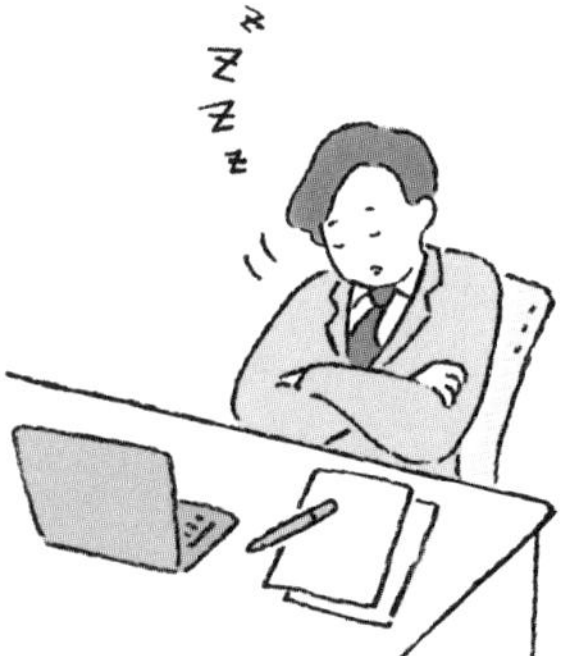

第2章

ストレスや疲労に強くなる、脳の休ませ方

長期間の強いストレスで記憶障害になる

現代社会を生き抜くビジネスパーソンの多くが、ストレスとうまく付き合っていかなければならないのではないでしょうか。

「自分はストレスなんてない」

という人はごく一部であって、

「あー、ストレスで胃が痛いよ」

などと嘆く人が多いはずです。

ですが、最新の脳研究において、**強いストレスが長く続くと、脳の器官の海馬にダメージが加わり、アルツハイマー病や認知症といった記憶障害などの影響が出ることがわかってきました。**

職場の人間関係における悩みや、責任が重くのしかかる仕事を任されるなどで長い間強いストレスにさらされていると、自分では気づかないうちに物覚えが悪くなってしまう可能性があるのです。

「最近どうも物覚えが悪くなってきた気がするが、きっと年のせいだ」

そんなふうに考えがちですが、実はストレスが脳に影響を及ぼしているのかもしれません。

過度なストレスは脳の働きを抑制する

では、なぜストレスが記憶障害につながっていくのでしょうか。

脳がストレスを感じると、副腎皮質という器官からストレスホルモンのコルチゾールという物質が分泌されます。

これは、身体の応急処置的な反応で、血糖値を高め、身体にエネルギーを与えてくれます。

ところが、強いストレスが長く続くと、このストレスホルモンであるコルチゾールが大量に分泌され、海馬を萎縮させることがわかってきたのです。

私たち人間というのは、短期的にでも過度のストレスが加わると、脳の働きが抑えられます。

それが長期にわたると、物を覚えたり思い出したりする能力が低下して脳細胞に障害を起こし、最悪の場合にはアルツハイマー病や認知症を発症させてしまう可能性も出てきてしまうのです。

また、最近ニュースなどでもよく耳にするＰＴＳＤ（心的外傷後ストレス障害）ですが、その患者の脳を調べると海馬が萎縮していることがわかっています。

つまり、記憶を失うまでいかなくても、強いストレスを長く受けたことによって記憶力が低下する現象が起きているのです。

社会においては、「耐えることは美徳」とされることもありますが、我慢し続けてストレスを長期的に受けていると、自分の脳がダメージを受けてしまうかもしれないということを認識する必要があるのです。

ストレスをゼロにしてはダメ

ただ、気をつけなければならないことがあります。

普段からストレスを抱えている、ストレスを抱えやすい、あるいはストレスに弱いといった人がストレスをゼロにしようとするのは、潔癖症の人がやたら手を洗ったり、部屋中を殺菌したりするのと同じことだということです。

こうした過度な無菌状態をつくり上げ、雑菌のいない生活を送ってしまうと、身体の免疫力も低下してしまいます。

実は、ストレスも同じであり、**ストレスに弱いからといってゼロにしてしまうと、脳がストレスに対処する方法を覚えなくなってしまいます。**

歌舞伎役者の市川海老蔵《いちかわえびぞう》（当時）さんは、幼少のころから舞台に上がり、常にトップを走り続けてきました。

直接、お話を聞く機会が何度かあったのですが、彼がこれまで歩んできた人生のなかで受けてきたプレッシャーを考えれば、相当なストレスがのしかかっていたはずです。

海老蔵さんのすごいところは、そのプレッシャーから逃げることなく、強い気持ちで立ち向かうことでストレスのワクチン注射をしたようなことが起こり、脳のストレス耐性が強くなっているというところです。

当然ながら、私たちが海老蔵さんの脳レベルまですぐに到達することは難しいかもしれませんが、日々場数を踏んでいけば、ストレスとの戦いに勝つことができるようになるはずです。

「テンション・コントロール」で脳をうまく活性化させる

ストレスの原因には、身体的なものや精神的なものをはじめ、実にさまざまなものがあります。

身体的な原因は、身体の負担を伴うものです。

たとえば、ビジネスパーソンであれば毎日の長距離通勤や深夜までの残業、アスリートであれば病気やけがなどがあります。

そして、精神的な原因は古今東西を問わず、やはり人間関係を伴うことが多いようです。

職場や学校、あるいは家庭でも、常に人間関係はついて回りますから、老若男女それぞれが抱える人間関係にストレスの原因があるといえるでしょう。

もちろん、ストレスの感じ方には個人差がありますが、現代社会で最も大きなストレスを感じているのは、働き盛りのビジネスパーソン、特に30～40代の人たちではないでしょうか。

この年代というのは、社会へ出て間もなかった20代の頃とは異なり、職場では中堅として活躍する立場になる頃です。

あるいは、役職に就いて部下を指導する役割を担うようになる時期でもあります。

プレッシャーが強くかかっているこの時期は、やらなければならないことがたくさんあるので、焦れば焦るほど、ますます「うっかりミス」が増え、ストレスが溜まっていってしまう……。こんなことは多くの人が経験していることではないでしょうか。

もちろん、仕事をしていく上で、あるいは生活をしていく上では、うまくストレスと付き合っていく必要がありますが、先に述べたとおり、脳がダメージを受けるほどの強いストレスは可能な限り回避しなければなりません。

なぜなら、ごく短期間のストレスであれば緊張効果によって、脳機能の向上をもたらしますが、ストレスが長期化すると脳に対して悪影響を及ぼしてしまうからです。

瞑想が認知症予防にもなる

では、手軽なストレス解消法といえば何でしょう。

食事や飲酒、趣味、運動などを思い浮かべる人が多いのではないでしょうか。

確かに、ストレス解消に効果的であるとされる食べ物も多くありますし、仲間との食事や飲酒は非常に楽しく、ストレスが発散できそうです。

スポーツや音楽、旅行、ショッピングなどを楽しむことも、ストレスの解消には効果があるかもしれません。

また、最近ではストレス解消法として注目されるマインドフルネスというものもあります。**マインドフルネスとは、「今、ここ」で起こっていることに注意を向け、自分の感情、思考を判断せずに観察する心のトレーニングのことです。**

マインドフルネスで瞑想をすることで、ストレスでダメージを受けた脳を活性化させて、認知症の予防にもなるという研究結果も発表されているそうです。

テンションを上げて、脳を活性化

自分に合ったストレス解消法を取り入れて脳をダメージから守り、認知症を予防していくのもいいですが、このような一過性のもので一時的に乗り切るのではなく、脳科学の見地から私が特にお勧めしたいのが**「テンション・コントロール」**というものです。何か物事に当たったって、自らテンションを上げるのです。

「あいつ、なんかテンション高くない？」

まわりからそう思われるくらいがちょうどいいのです。

空回りしたって構いません！

学生でもそうです。試験勉強をしているときに、試験の前日なのにダラダラとテンションが変わらない人は、やはりいい成績を収めることはできません。

「明日は試験だ！　頑張らなくちゃ！」

と、そこでグーッとテンションを上げられる人のほうが、脳がうまく活性化して勉強もどんどんはかどっていくのです。

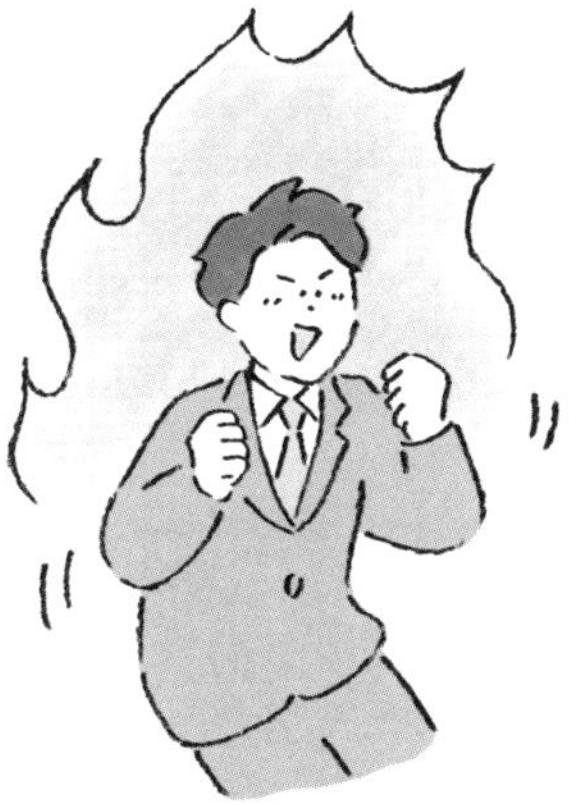

ストレスは脳に悪いことばかりではない

多くのビジネスパーソンは、日頃どれほどのプレッシャーを自分自身にかけて仕事に向き合っているのでしょうか。

私が知る限りにおいては、多くの人はそういう経験をせず、日々を過ごしています。

多くのビジネスパーソンがストレスに悩んでいるというのが、何よりの証拠ではないでしょうか。

ストレスに抵抗する能力である「ストレス耐性」には個人差があり、ストレスは受け止める側によって影響の度合いが変わります。

これもまた、脳がどれだけストレスに耐えることができるかということにもつながっていきます。

ただし、**ストレスをまったくかけない生活でも脳機能は衰えていってしまいます。**

たとえば、ほどよい緊張感からドキドキしたり、高揚感からワクワクしたりする体験というのは、逆に脳の機能を高める効果があるのです。

ストレスがまったくない環境では、意欲の低下が生じてしまうので、ただ単調な毎日を過ごしてしまい、脳の活性化はストップしてしまうのです。

つまり、ストレスは脳に悪いことばかりではないということです。

ここで重要なのは、ストレスのダメージをカットするよりも、普段からストレス耐性を鍛えて高めることを意識するということです。

もし、普段のストレスレベルが30だとした場合に、60のストレスに耐える方法を知っていれば、30のストレスなどたいしたストレスではなくなります。

ストレス耐性を上げる「ごっこ遊び」

では、どのようにしてストレス耐性をアップさせていけばいいのでしょうか。

自分自身に対しての上手なストレスのかけ方として、お勧めの方法の1つが、皆さんが子どものときにやっていた**「ごっこ遊び」**です。

将棋棋士の藤井《ふじい》聡太《そうた》四段（当時）は、子どもの頃から、将棋で負けると悔しがって泣き、将棋盤から離れなかったというエピソードがあります。

大人から見れば、「子どもの将棋なんてただのゲームだし、ちょっと負けたくらいで泣かなくても……」と思うかもしれません。

ですが、藤井四段はすでに子どものときから自分へのストレスのかけ方を知っていたという見方ができるわけです。

大人から見ればたわいない遊びであっても、それに本気になって取り組む負けず嫌いな子どもというのは、やはりストレス耐性を高めるための優れた資質を持っているといえます。そして、そうした資質を遡ると、「ごっこ遊び」とつながっていることが極めて多いのです。

消しゴムを持って「ガタンゴトン、列車だぞー」と、どれぐらい本気で遊べるかということが、ストレス耐性のレベルを上げることに深く関係しているのです。

自分の役割を見つけ、演じる

「大人になってからごっこ遊びはちょっと……」と思っている方もいるかもしれませんが、大人になってからもストレス耐性を高めることはできます。

それは、**役割を演じる**ということです。

たとえば、仕事のチームのなかでの自分の役割を理解して、それを精一杯演じ切ってみるのです。

1つ例を挙げるならば、友人同士でキャンプに行ったとしましょう。

キャンプに行けば、テントを張る人、買い出しに行く人、料理をつくる人、お酒を用意する人など、それぞれが何かしらの役割を担うわけですが、その場でパッパと自分の役割を見つけてそれをしっかりこなしていける、すなわち**自分の役割を演じ切れる人が自分自身に上手なストレスをかけられる人だといえる**のです。

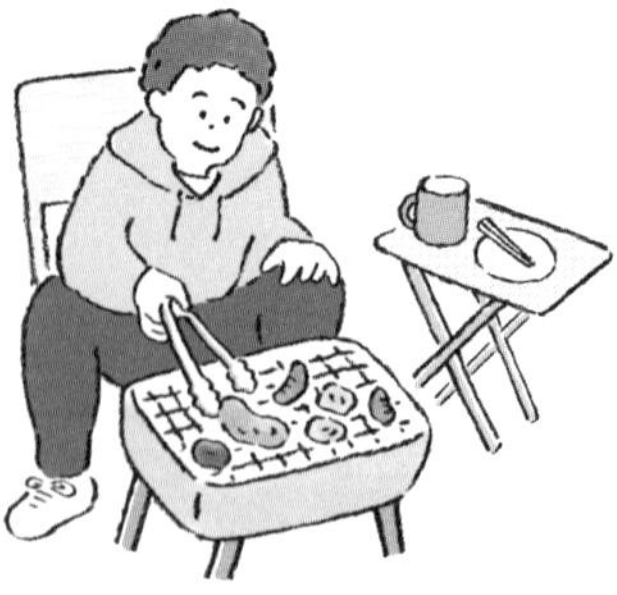

切り替え上手な人になろう

私たちの脳というのは、24時間、何かしらの活動を行っています。

そんななかで、なかなか脳を休ませることのできない現代社会においては、普段働きすぎている脳の活動を休ませることも大切です。

それによって脳機能が回復し、仕事でも勉強でも本来のパフォーマンスを発揮できるようになるからです。

ところが、多くのビジネスパーソンは膨大な仕事をこなすため、なりふりかまわず仕事に没頭することが多いのではないでしょうか。

私が見ていて「脳の休ませ方が下手だな」と思うことがあります。それは、切り替えが上手な働き方をしていないということです。

特に、夜遅くまで残業でダラダラ会社にいるというのは、典型的な切り替え下手なケースではないでしょうか。

日本のワークライフバランスを分析してみると、いろいろな問題が浮かび上がってくるわけですが、日本特有の問題としては、職場に誰かが残っているから自分も残らなくてはいけない、かといって、生産性の高い仕事をしているわけでもない、というものがあります。

こうした事態は、脳が休まらない最大の原因になっていると感じます。

意味がある残業が一体どれほどあるのかを、今一度振り返ってみてはいかがでしょうか。

脳にとっての「句読点」を意識する

仕事をする、勉強をするということにおいては、終わった瞬間にパッと頭を切り替えて、アフター5を楽しむことが大切です。

プライベートで恋人や家族と一緒に過ごし気分転換することで、結果としては仕事や勉強の効率も大幅に上がるはずです。

こうした脳の切り替えの早さと潔さこそが、脳にとっての「句読点」となるのです。

句読点のない文章が読みにくいのと同じように、仕事も勉強も、そして人生も同じで句読点があってはじめて脳は休まり、気分転換できるのです。

句読点のない人生はおそらく辛いものなので、脳の大敵ともいえるストレスの原因ともなってしまうわけです。

自分がコントロールできることに全力を尽くす

では、こうした切り替えが上手な人間になり、脳をうまく休める方法とは、一体何でしょうか。

私が特に推奨しているのが、**「自分がコントロールできること、できないことを**

区別する」というものです。
これによって、脳の切り替えだけでなく、ストレスをも軽減することができるようになります。

そのためにまず、仕事でも人生でも、自分で努力すればなんとかコントロールできることと、コントロールできないことに仕分けをしてみます。

そして、前者についてはベストを尽くし、後者についてはあきらめてしまえばいいのです。

わかりやすい例でいえば、誰かを好きになったとして、その人も自分を好きになって相思相愛になるとは限りません。

好かれようとベストを尽くすことはできますが、相手が自分を好きになるかはコントロールできないということです。

野球のイチロー選手が現役時代にシーズンの目標をメディアから聞かれて、「首位打者」などと答えなかったのは、打率の順位は他の選手がどれくらい打つか、という自分がコントロールできない要素を含んでいるからに他なりません。
しかし、自分が向上心を持って努力し、ベストを尽くすことはできるわけです。

このように、自分がコントロールできることについてはベストを尽くし、コントロールできないことについてはあきらめる。
このような「仕分け」ができれば、そのことが仕事や人生において句読点となって、脳をうまく休ませることができるようになります。ひいては、ストレスを大幅に軽減できるようになっていくのです。

「一区切りをつける」ことが仕事や勉強の効率を上げる

以前、私の研究室で、学生たちに対して、スペースなしで書いた英文を区切らせる実験を行ったことがありました。

単語と単語の間にスラッシュを入れるという、極めて単純なテストだったのですが、そのテストの成績と英語の成績がほぼ比例していたのです。

このテストで好成績だった人は、前頭葉の文脈切り替え回路をうまく使えている人、つまり脳の切り替え能力が高い人だということがいえるわけです。

仕事や勉強にも「句読点」を入れる

「よし！　このへんでちょっと脳を休ませてみよう！」

私がそう思うときというのは、入ってくる情報を一度整理したいときが多いといえます。

脳を休めるというのは、結局は情報を整理するということでもあるからです。

たとえば、打ち合わせや会議などに参加していて、ある程度の発言が出始めたときなどに、少しだけボーッとみんなの発言を聞きながら、それまでの流れを整理するといった感覚です。

すると、意外とみんなが「おっ！」と思うようなことが私の口から出ることが多いのです。これが「脳に句読点をつくる」ということです。

私はよく、テレビなど映像系の人と仕事をしているのですが、彼らは「編集点」という、１つの区切りをつくっていることに気がつきます。

編集点とは、カットやつなぎなどをするための間《ま》です。

テレビでは、複数のカメラで膨大な量の映像を撮影します。それをタイムテーブルに沿って編集しなければならないので、どうしてもカットしなければならない部分が出てきます。

そういったカットする始点や終点を編集点というわけですが、これをやっておかないと作業が進まないのと同じように、仕事や勉強においても「ここからここまでで一区切り」という編集点、いわば仕事の句読点を打つことが、脳を休ませる上での非常に重要なテクニックになってくるというわけです。

どんな仕事でも、どんな勉強でも、脳を休ませるということを前提として、「ここまでやったら一区切りで休む」ということを実践してみてください。

裏を返せば、どこに句読点を打つかということを判断できるということは、すなわち「仕事の構造が見えている」ということにもつながり、仕事の効率やパフォーマンスの向上にも役立つはずです。

ゴールを意識しながら努力する

こうした句読点をつくるというのは、意外にも仕事力、あるいは勉強力を磨く本質的なことだといえます。

たとえば、「努力するのが苦手」という人は意外に句読点のつくり方がわからないので、「努力がずっと続く」というイメージを持っていることが多いのです。

ですが、句読点をつくることの本質を知っている人というのは、「次の句読点まで頑張ろう」ということで、その先にあるゴールがしっかり見えているものです。

メリハリやけじめ、あるいは物事の始めと終わりというものをしっかりと意識している人は句読点がつくりやすいのですが、重要なのは他人に与えられるのではなく、自分でつくれるかどうかというところです。

仕事の合間にコーヒーを自分で淹れてみる

では、具体的にどのように脳の句読点をつくればいいのでしょうか。

私は、何かしらの動作を伴わせることを推奨しています。

たとえば、仕事と仕事の区切りにコーヒーを飲む。このようなことは、多くの人が実践していることではないでしょうか。もちろん、そうした動作も脳の句読点をつくるには有効でしょう。

ですが、その一歩先を提唱するのであれば、**「コーヒーを自分で淹れて飲む」**ほうが脳を休める句読点としては極めて有効です。

あるいは、もっと簡単な例としては、**トイレに行く、外の空気を吸う**といったことでもいいでしょう。


そういった自分なりの動作を持っている人が、脳の句読点をつくるのが上手だといえます。

そう考えれば、会議のときでも見切りをつけて「はい、終わり！ じゃあ、飲みに行こうか」といえるビジネスパーソンこそ、実は優秀だということがいえるのかもしれません。

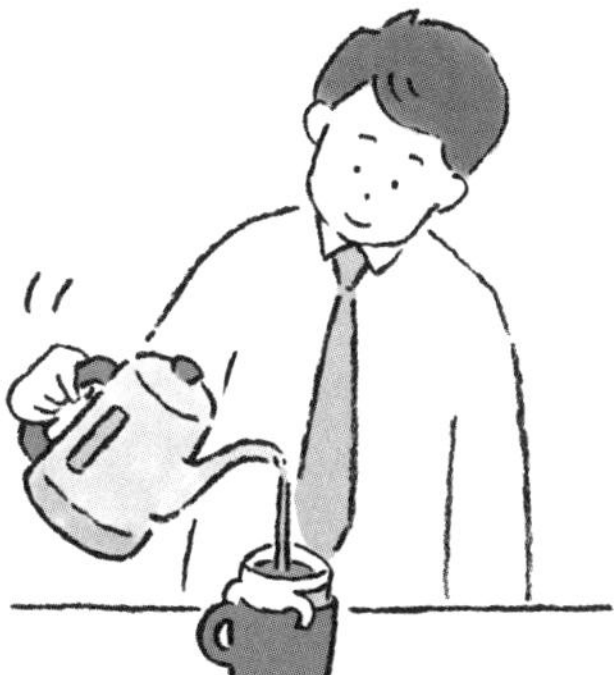

自分がコントロールできないストレスへの対処法

脳の切り替えをうまく行い、ストレスを減らす最大のポイントは、仕分け作業だということを述べました。

ただし、これにはいくつかポイントがあるので補足しておきたいと思います。

「自分がコントロールできることにはベストを尽くす」というところはひとまず置いておいて、「自分がコントロールできないこと」についてどうすればいいかということです。

自分がコントロールできない対象が予測不可能な場合、たとえば、上司がいつ怒ってくるのかわからない、あるいは上司が自分の仕事をどのように評価してくれるのかがまったくわからないといったような、サイコロを振ってどんな目が出るのかまるでわからないような場合があります。

こうした状況に置かれると、私たちの脳というのはストレスが溜まりやすいといえます。

もし、そういった状況になってしまったら、**「これはサイコロと一緒なんだ。あとはもう運に任せよう」と開き直るくらいがちょうどいいのです。**

上司の振る舞いを理解して対処する

ここでやってはいけない対処法は、「上司からダメ出しされてしまうのは自分のせいなんだ」と思い込んでしまうことです。

そのようなネガティブ思考の方に、とっておきの秘策を教えましょう。

それは、**「自分のなかに相手の内部モデルをつくる」**ということです。

この内部モデルというのは、もともと子どもがお父さんやお母さんについてつくるといわれています。たとえば、「僕のお父さんはいつも遊んでくれる人」「私のお母さんはお腹が空いたらご飯をくれる人」というようにです。

これをうまく応用して、自分がコントロールできない上司やクライアントに対して、「上司の○○さんはこんな人」「クライアントの○○さんはこんな人」というような相手の内部モデルを自分のなかでつくってみるのです。

そして、その上で、「上司の評価基準はどのようなものなのだろう」「クライアントの○○さんの性格は一体どんなものなんだろう」といったような推測をするようになると、ストレスが減ってくるのです。

「なんでこの人はこう振る舞うのか」ということについてある程度理解できるようになればストレスがどんどん減っていき、上司のやり方が認められないにしてもそれなりに理解ができるようになることで、人間として親近感が湧いて対処の仕方もわかってくるようになります。

たとえば、上司が仕事を押しつけてきたり、ダメ出しをしたりすることが多いのは、中間管理職として、さらに上からプレッシャーやノルマがかかっているのかもしれないからだ、ということがわかってくるかもしれません。

「部長にもプレッシャーがあるのは承知しています」

そんなひと言をかけられるだけで、「こいつわかっているじゃないか」というように思われ、お互いの関係が良好になることだってあるはずです。

ゲーム理論を取り入れると、冷静に対処できる

「そこまで上司のことなんて考えられない！」

そんな方もいるかもしれませんので、もう1つのとっておきのストレス対処法をご紹介しておきましょう。

それは、**ゲーム理論を活用し、なるべく論理的に考えて整理をする**ということです。私はストレスを抱えて悩んでいる人に、いつもこうアドバイスしています。

ゲーム理論というのは、自分の行為と相手の行為があって、その結果、それぞれ

の行為に対する得点（損得）みたいなものを設定するということです。

特に、不条理な上司や不条理な会社との関係は、ゲーム理論で解析するのが最もストレスを軽減するのに効果的です。

たとえば、上司が無理難題をいって仕事を押しつけてくるとしましょう。それに対して、自分がイエスというか、ノーというか。ここがゲームのはじまりです。イエスといった場合の利得、ノーといった場合の利得、そしてそれぞれのリスクを考えてみるのです。

それぞれに対して冷静に分析して、ゲームのように考えて交渉をしてみましょう。ゲーム理論とは、交渉のための理論体系であり、冷静に得点で解析することによって物事が非常に明快になっていきます。

ぜひ、このゲーム理論をストレス削減の武器として取り入れてみてはいかがでしょうか。

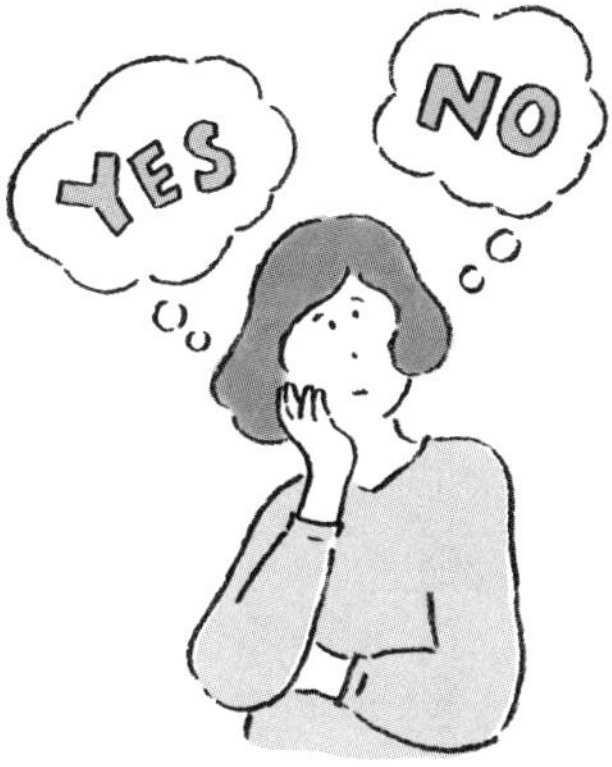
YES
NO

どんな悩みやストレスがあっても、まずは行動すべし

どんな悩み抜いたとしても、どんなにストレスを抱えたとしても、脳の仕組みからいえることは、「行動すべし」ということです。

行動主義心理学においても、「結局は行動にしか意味がない」ということが提唱されており、そこから遡って物事を考えていく必要があると述べられています。私たち人間の脳の進化は、行動選択するときの精度を上げることでもたらされてきたといえます。

つまり、誤解を恐れずにいえば、悩みやストレスを抱えること自体には進化上の意味はないわけです。

もはやいうまでもありませんが、私たちは自分自身の「自由意志」によって、人

生の大きな決断をしたり、日々の行動を取捨選択したりしています。誰かに働かされているわけでも、勉強させられているわけでもありません。すべて自分で選んで決めたことに取り組んでいるのではないでしょうか。

もちろん、「悩みなんて捨てなさい」「ストレスに打ち勝ちなさい」といっているわけではありません。何かに悩む、ストレスを感じるということも、人生において重要なことだからです。

実際に、何かに悩んでいる状態の脳というのは、海馬や扁桃体が情報の取捨選択を探っている状態です。これは、先に述べた「マインド・ワンダリング」ですが、それが決して悪いわけではありません。

セレンディピティを身につける

さて、行動することにおいては、その「タイミング」が重要なカギとなります。

サンゴは満月前後の夜にしか卵を放出できないのと同じように、すべての行動にはタイミングというものが存在しているのです。

こうしたタイミングを意識した行動によって、「セレンディピティ」にも出会いやすくなります。

私の著書でもこれまでたびたび取り上げている**セレンディピティは、偶然の幸運に出会う能力を意味しています。**

現在の脳科学では、このセレンディピティという能力は、人間がストレスなく能動的に生きるためのキーワードとして注目されているのですが、このセレンディピティを身につけるのは決して難しいことではありません。

セレンディピティは、「行動」「気づき」「受容」という3つのサイクルを回していくと、誰でも身につけることができるのです。

偶然に出会ったものは柔軟に受け入れてみる

まずは「行動する」こと。

すべては行動を起こすところから始まります。

次に、何かに出会ったら、そのことに「気づく」こと。

気づきに必要なのは心の余裕です。

目標を立てて毎日がむしゃらに働くのはいいことですが、目標ばかりに目を向けてしまうと気づきは生まれません。

そして最後に、出会ったものに気づいたら、それを「受け入れる」こと。

偶然出会ったものは、もしかしたら自分の世界観とは異なるものかもしれませんが、それでも、柔軟な発想ですべてを受け入れるのです。

重要なのは、偶然の幸運に巡り合ったとき、それを間違いなく自分のものとして繋ぎ止め、行動を起こせるかどうかです。

「行動」「気づき」「受容」という3つのサイクルがセレンディピティという能力を高めていき、ストレスを軽減してくれるのですが、そのきっかけは行動するということであると肝に銘じてほしいと思います。

悩むより、割り切って行動する方向にシフト

仕事においても、人生においても、まずは行動することに意味があるわけです。
多くの人は「思考→行動」というプロセスが正しいと思い込んでいるようですが、脳科学的なアプローチからいえば、**行動しながら考えればいい**ということです。

私が大学院生のとき、ある有名な研究室には「1年で364日実験して、1日で考えろ」というモットーがありました。今考えると非常に理にかなっていると感じ

ます。

悩んでいる時間と行動している時間とでは、ほとんどの人は、おそらく悩んでいる時間のほうが長いはずです。

ですが、そこは明確に割り切って行動する方向にシフトしたほうが、脳の働きから考えても好ましいことが多いのです。

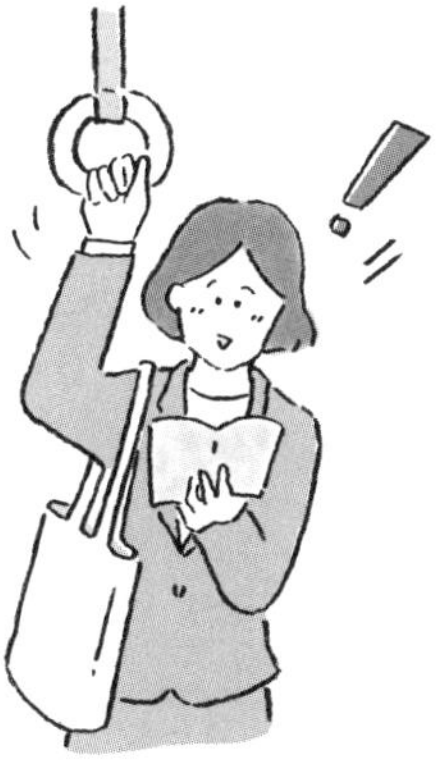

脳内ワークライフバランスは人との対話に似ている

ここ最近、「ワークライフバランス」という言葉がすっかり定着してきたように思います。

高度経済成長期には、「家族のために必死になって働く」ということが、ビジネスパーソンのあるべき姿でした。

とにかく、がむしゃらに働いて、より多くの給与をもらい、より早く出世すること。それを多くのビジネスパーソンが目指していたような時代です。

そこから時代も移り変わり、「ワークライフバランス」、つまりは「仕事と生活の調和」という言葉が生まれ、「自分の人生をもっと充実させよう」という時代に変わってきました。

ワークとライフのバランス度合いは人それぞれ

なぜ、ここでワークライフバランスについて述べているのかといえば、これもまた、脳を休ませる上でとても重要なキーワードであると、私は考えているからです。

本来、ワークライフバランスというのは、「ワーク（仕事）だけではなく、ライフ（友人、恋人、家族、趣味など）を充実させることにより、仕事がうまく進むことで私生活もうまくいく」という、仕事とプライベートの相乗効果を狙ったものです。

決して、ワークを疎かにするというわけでもなく、かといってライフに力を入れるという意味でもありません。

もちろん、ワークとライフの時間を平等にしましょうといった単純な意味でもありません。

なぜなら、ワークとライフのバランス度合いは個人によって異なるからです。

仕事が趣味の延長線上にあるような人もいるでしょうし、企業戦士と、家庭を預かる専業主婦とでは大事にする部分が違ってくるはずです。

ワークライフバランスの真の目的

そこで、今一度このワークライフバランスの真意を考えてみましょう。

自分に合った生き方をコントロールしていくこと。これこそが、ワークライフバランスの本当の目的だと思います。

ワークやライフに支配されるのではなく、自らがコントロールしてつくっているという意識を持つことが、ワークライフバランスが取れているということなのです。

このことを、「人との対話」に置き換えて考えてみましょう。

一方的に自分が喋っているだけだと、当然ですが、対話として成立しません。

また、同様に、相手が喋ることをただひたすら聞いているだけでも、対話として成立しません。

「相手の話を聞き、自分の話もする」ということがバランスよくできて、はじめて「対話」となるのだと思います。

「自分が喋る」というときは、脳が活発に働いているのですが、「相手の話を聞いているとき」は、脳の活動はゆっくりとしたものになっています。

このバランスが良ければ良いほど、対話がうまく成立するというわけです。

つまり、脳を活発に動かすだけではダメで、脳をバランスよく休めることによって、相手の情報をしっかりと受け取ることができるということになります。

スケジュールに縛られていると脳は休まらない

実は、こうした対話がうまくできない人に共通する点があります。

それは、タイムスケジュールやアジェンダ（議題）に縛られているということです。

一見すれば、ワークライフバランスを実践しているように見えても、たとえば「ここまではランチ」「ここからここまでは仕事」「ここからはオフモードでデート」といったような、スケジュールやアジェンダを事細かく決めて、切り替えようとしているのです。

こうしたタイムスケジュールやアジェンダに縛られすぎているということが、対話をうまく進めることができない1つのネックになっていることがあるのです。

成功者は雑談からも仕事のひらめきを得ている

脳を休ませるためには、こうしたタイムスケジュールやアジェンダをなくすということが大切です。

いいかえれば、タイムスケジュールもアジェンダもない世界で成功したり、活躍したりしている人たちが実践しているタイムマネジメントこそ、高度なワークライフバランスだということになります。

そういう人たちは、一見ゆったりとした雑談の端々においても仕事につながる重要なひらめきを得たりしているように感じます。

これがまさに、脳がしっかりと休まっている証拠なのです。

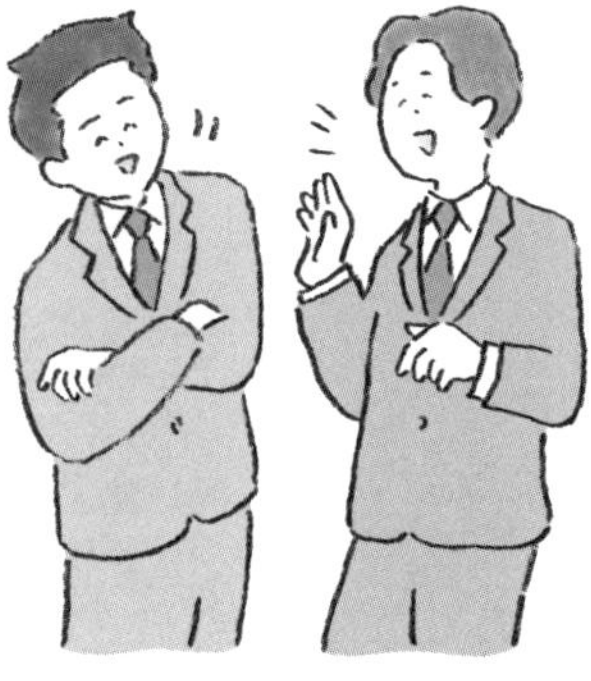

第3章

脳を休ませてパフォーマンスをアップさせる

天才が努力と無縁に見えるのは、脳が休まっているから

ここまでは、いかに脳を休ませることがパフォーマンスを向上させるかについて、お話ししてきました。

最高のパフォーマンスが発揮できているというのは、イコール、脳が休まっている状態であるということをご理解いただけたのではないでしょうか。

ところで最近、子どもを持つお母さんから、こんな話を聞きました。

「うちの子は、ぜんぜん勉強しないんです！」

そんな悩みを抱えている親御さんも、きっと多いんだろうなと思っていたのですが、そのお母さんは、なんだかとても嬉しそうにしているのです。

どうやら、ラクをしていても勉強できる子が天才だと思っていて、「うちの子は天才なんだ」と考えているようです。

つまり、必死に努力している子どもは天才ではなく秀才で、自分の子どもはたいして勉強していなくても成績がいい天才に育てたいというのが、そのお母さんの願望だったのかもしれません。

天才は努力を表に見せていないだけ

ですが、私としては、このような考え方についてはちょっと異議を唱えざるを得ません。

というのも、天才と秀才を比べると、**天才のほうがはるかに努力していること**が多いからです。

ただ天才は、それを表に見せていないだけなのです。

天才のほうがあたかも努力していない、ラクをしているように見えるから、「天才は何の努力もしなくても何でもできてしまう」という天才神話が生まれてしまったようです。

成功の裏には、たゆまぬ努力がある

音楽史で史上最高の天才との呼び声が高いモーツァルトにしても、父であるレオポルトによる、それこそ血のにじむような英才教育があったことは有名な話です。

つまり、「ラクをしている、いいかえれば脳が休んでいるように見えるのが脳の最大のパフォーマンス」というパラドックスを理解することで、「天才は一見ラクをしているように見えるけど、実はそのようなときこそ目一杯努力しているんだ」ということが理解できるようになっていくというわけです。

スポーツ界でも、大谷翔平《おおたにしょうへい》選手やテニスの錦織圭《にしこりけい》選手、あるいはサッカーの久保建英《くぼたけふさ》選手など、どの分野にも誰もが羨望の眼差しを向けるカリスマ的な天才がいますし、ビジネスの世界においても、大きな成功を収めている人たちは大勢います。

そんな彼らが恵まれた才能を持っていることは疑う余地はありませんが、才能だけで現在の地位を築いたわけではありません。

そこには、ほぼ例外なく、たゆまぬ努力があるものなのです。

「ラクをしている」「余裕がある」ように見えながらも、パフォーマンスを上げられるようになるためには、まず目一杯脳を使って努力する必要があるということを知っておいてほしいと思います。

質の高いパフォーマンスは質の高い脳の休ませ方から始まる

脳を休ませるということの効用に、**自分自身がコントロールできない思考を脳の無意識に任せることができる**ということが挙げられます。

私たちが普段、それを顕著に行っているのが睡眠のときです。

睡眠中の脳というのは、無意識ながらも実に賢く記憶を選択しているのをご存知でしょうか。

脳内に集約された記憶というのは、必ずしも正確なものではないのですが、睡眠による記憶選択のおかげで、覚醒中の推論や思考が促進されます。

よくある話としては、考えがなかなかまとまらず、思い切って一晩寝たところ、朝起きたときにいいアイデアが浮かんだというものです。

これはまさに、睡眠によって脳内で記憶と思考の整理がされた証拠なのです。

つまり、睡眠で記憶がしっかりと整理されることによって、脳が再びフレッシュな状態へと戻り、新たな情報を受け入れる準備ができるようになったということです。

十分に睡眠を取った後だからこそ、私たちは再び脳を活かすことができるというわけです。

睡眠不足は高いパフォーマンスの大敵

「なかなか眠れない」

「寝つきが悪く、夜中に目が覚めてしまう」

といった場合は、脳が疲れているのに休めることができていないということになります。

こうした状況が続いてしまうと、当然、睡眠不足となり、脳が記憶を整理できず、脳疲労が蓄積していくことになってしまいます。

質の高いパフォーマンスは、質の高い脳の休ませ方から始まります。

最高のコンディションで仕事をするためには、脳を休めることがどうしても必要だということです。

休むことは働くことと同じくらい重要

今では、ごくあたり前になった週休2日制を日本で最初に採用したのは、松下電器産業（現パナソニック）の創業者である松下幸之助《まつしたこうのすけ》だというのは有名な話です。

昭和40年4月、海外の企業に勝つために、仕事の能率アップを求めて完全週休2日制を導入したのがはじまりだそうです。

「休む」ということに日本人は罪悪感を持ちがちのようです。だからこそ、松下幸之助はある種、強制的な休みをもたらすために、週休2日制を導入したのではないでしょうか。

確かに、多くのビジネスパーソンにとって、その労働環境は日々厳しくなっているのかもしれません。

ですが、「休む」というのは、皆さんが懸命に働くことと同じくらい、もしかすればそれ以上に大事なことだと私は思っています。

ただし、週に2日以上休む、あるいは年に何日間かの休暇を取るといったことだけでは、脳を休ませるという意味においては少々荒っぽい気がしてなりません。

もっと、**自分自身で日々の生活のなかでメリハリをつけて脳を休ませる必要があると思います。**

最高のパフォーマンスを発揮している人には、「手ぶら感」がある

脳が休んでいるということは、「最高のパフォーマンスを発揮しつつ、同時に脳が休まっている」ということです。

「何かをしていて、同時に脳が休まっているってどういうこと!?」

確かに、読者の皆さんのなかには、こんな疑問を持たずにはいられない方もいるかもしれません。

ではここで、実際に、最高のパフォーマンスを発揮しつつ、同時に脳を休めている、お二方の事例をご紹介したいと思います。

一人目は、日本を代表する建築家である隈研吾《くまけんご》さんです。

隈さんは、国内だけでなく、世界各地で建築のプロジェクトに携わるなど、国際的に活躍されています。

木材を使うなど「和」をイメージしたデザインが特徴的で、「和の大家」とも呼ばれています。

これまでの作品には「長崎県美術館」「サントリー美術館」「根津美術館」などがあり、新国立競技場のデザインを手がけたことでも有名です。

ボーッと見ているとイメージが湧く

そんな隈さんと、お会いする機会に恵まれました。

隈さんは、とてもリラックスしていて、ふわっとした感じをまとっているという印象を持ちました。

余計な力が入っておらず、いい意味で「やる気」「モチベーション」のようなものが隠れているイメージです。

そこで私は、隈さんにこんなことをたずねてみました。

「いつも現場では、そんな感じなのですか?」

すると、隈さんはニコッと照れ笑いを浮かべながら、「現場にはほとんど手ぶらで行ってボーッと見ているとイメージが湧いてくるんです」とおっしゃっていました。

人生を楽しむプロフェッショナルの言葉

続いてご紹介するのは、タレントの所ジョージさんです。

所さんについては、もはや説明するまでもありませんが、フォーク歌手、コメディアン、俳優、司会者、ラジオパーソナリティー、シンガーソングライターなど、幅広く活躍をされている方です。

そんな所さんは、人生を目一杯謳歌して楽しむ「自由人のプロフェッショナル」としてのイメージがあるかもしれません。

多趣味であり、多才でもある所さんもまた、どこかふわっとした柔らかさがありながらも、人生を楽しむためのさまざまなメッセージを発しているので、いくつかご紹介したいと思います。

「嫌なことも、めげることも、つまらないことも、それをイベントにしてしまえば、自分で面白がって楽しむことができる」

「人間は頭がいいから、明日のこととか、来年のことを考えちゃうでしょ。そうじゃなくて、もうちょっとバカになって、今日のことしか考えられないと、幸せになりやすいのにね」

なるほど、所さんがおっしゃると、説得力があります。

仕事と休みの境目がない状態

実は、ここでご紹介したお二方には、ある共通点があります。

それは、「手ぶら感がすごい」ということです。

手ぶら感とは、先に述べた夏休みの宿題が終わった余裕のある小学生みたいな、ふわっとした感じに近いといえます。

つまり、**ずっと夏休みのような感じで仕事ができている人が、「何かしていても、同時に脳が休まっている」理想的な姿なのです。**

もっといってしまえば、**仕事をするということと、休むということの区別がなくなるときが、最高のパフォーマンスが発揮できているとき**といいかえることができるでしょう。

呼吸でいえば、多くのビジネスパーソンはただひたすら息を吸っているだけで、吐くことを忘れてしまっているように思います。

ぜひ、ここでご紹介したお二方の「深呼吸」を参考にしてみてはいかがでしょうか。

ボーッとしているときこそ、脳がメンテナンスされている

「長時間作業をした後、なかなか疲れが取れない」

こんな経験をしたことは、誰もが例外なくあるのではないでしょうか。

「疲労」という言葉を聞くと、身体的な疲れのことを連想する方が多いと思います。

しかし、実際は「脳が疲労している」ということが多いのです。

私たちの脳というのは、疲れると「身体的な疲労を感じている」と思い込まされてしまうことがあるのです。つまり、脳がだまされているということです。こうして**「身体が疲れている」と脳を錯覚させることで、強制的に身体を休ませようとしているのです。**

脳は、自律神経の調子が悪くなると疲れを感じます。

自律神経というのは、本人の意思にかかわらず、心臓を動かしたり、内臓を動かしたり、血管を緩めたり、縮めたりして、命を守る活動をしているものです。

ですから、自律神経が乱れると脳が疲弊し、身体の調子が悪くなるわけです。

デフォルト・モード・ネットワークを働かせる

では、どのような方法で脳を休ませればいいのでしょうか。

そのカギは先に述べた**「デフォルト・モード・ネットワーク」**という脳の活動にあります。

このデフォルト・モード・ネットワークは、脳のなかにある「感情」や「運動」、そして「記憶」などをつないで束ねる役割を果たしているのですが、不思議なことに仕事や勉強をしていたり、何か特定の目的を定めて集中していたりするときは活動が低下し、逆に目的もなく何も考えていないときにだけ活性化しています。

いわば、何も考えずにボーッとして脳がアイドリングしているときに、最も活発

に働いている脳の回路がデフォルト・モード・ネットワークだということがわかっており、これによって脳のメンテナンスが行われているのです。

では、どのようにこのデフォルト・モード・ネットワークを働かせて脳を休ませたらいいのかといえば、私が特に推奨しているのが次の3つの方法です。

1．歩行禅（ウォーキングや散歩でも可）

古代ギリシャの医学の祖ヒポクラテスは「歩くことは最良の薬」という言葉を残したと伝えられていますが、現代においても、歩くということは脳をメンテナンスするのに最良の方法といっても過言ではありません。

特に、歩行禅は「歩く瞑想」「ウォーキング・メディテーション」とも呼ばれていて、スティーブ・ジョブズも散歩をしながらアイデアを考えたという逸話がありますし、Googleでも研修で歩行禅が採用されているほどです。

少しだけ早起きをして、30分ほど朝日を浴びながら散歩をすると、セロトニンがたくさん放出されてストレスが軽減し、うつ予防になるなど、メリットがたくさんあります。

もし、早朝ウォーキングの時間が取れない方は、通勤やランチタイムなどを利用して、短い時間歩くだけでも、その効果が期待できます。

2．お風呂に入る

多くの日本人がお風呂好きだと思いますが、そもそも日本が世界一の長寿を誇る理由も、お風呂の習慣があるからだといわれるほどです。

それだけでなく、脳のメンテナンスという意味においても大切な役割を担っています。

湯船に浸かりゆっくりすれば、リラックスして脳波のアルファ波が出てくるようになりますし、血液の循環が良くなります。

その刺激が脳に伝わり、脳の五感アンテナが適度に刺激され、記憶力にとって非常に良い影響を与えるのです。

3．ジョギング

実際に、私が実践しているのが毎朝1時間のジョギングです。

走っている間は一種の瞑想状態に近くなります。

さまざまな思念が浮かび上がってくることもありますし、迷っていたことが吹っ切れたり、整理できていなかったことが整理できたりして、脳が「スッキリ」とした状態になるのです。

私にとって、この1時間を確保するのが大変なのは事実です。

しかし、この1時間を削ってしまうと、かえって判断力や仕事の質が落ちてしまうということを実感しています。

規則正しく質の高い睡眠で脳を休ませる

ここまでで、デフォルト・モード・ネットワークの回路をうまく働かせて脳をアイドリングさせるということが重要だとご理解いただけたと思います。

このデフォルト・モード・ネットワークは、実は脳を休ませるための重要なファクターとなりますので、もう少しだけ触れておきたいと思います。

記憶の定着には睡眠が必要

デフォルト・モード・ネットワークの働きと関係する毎日の行動があります。

それは睡眠です。

脳の疲労を回復させたり、頭のなかを整理したりするために睡眠は欠かせません。

私たちが日中起きている間に得た情報や記憶は、いったん海馬に保存されます。

しかし、海馬はあくまでも一時的な保存場所なので、そのなかで必要だと判断された情報や記憶は、大脳皮質に移されます。

この記憶の定着に睡眠は不可欠です。

また、睡眠は、デフォルト・モード・ネットワークの活動の調整に不可欠です。

睡眠不足になると、デフォルト・モード・ネットワークを構成する回路の結びつきが弱くなってしまうことがわかってきました。

つまり、よく寝ないと、デフォルト・モード・ネットワークがちゃんと働いてくれないのです。

浅い眠りでは、脳は休まらない

睡眠が「ノンレム睡眠」と「レム睡眠」の2つから構成されていることはよく知られています。

ノンレム睡眠は浅い睡眠から深い睡眠まで4段階に分けられます。

ステージ1＝入眠期…ごく浅い睡眠
ステージ2＝軽睡眠期…浅い睡眠
ステージ3＝中程度睡眠期…中程度の睡眠（リラックス状態）
ステージ4＝深睡眠期…深い睡眠（リラックス状態）

その一方で、レム睡眠では全身の筋肉が弛緩し、エネルギーを節約して身体を休めている状態といえます。

ここからがポイントです。

デフォルト・モード・ネットワークを働かせて脳を休ませるためには、質の高い睡眠をとる必要があります。

質の高い睡眠とは、睡眠後すぐにステージ3～4の段階にまで入り、なるべく起床時間まで目が覚めず、日中活動しているなかで強い眠気を感じないような睡眠です。

では、なぜステージ3～4の段階までの深い眠りが必要なのでしょうか。

それは、浅い眠りであるステージ1～2のときは身体を休めることはできるのですが、脳を休めることができないからです。

つまり、デフォルト・モード・ネットワークを働かせて脳を回復させるためには、ステージ3～4の段階の深い眠りが必要であるということです。

さらに付け加えると、慢性的な脳疲労になると、一晩寝た程度では回復しませんので、こうした睡眠習慣を身につけることが大事になってきます。

脳を休ませて副交感神経を優位に働かせよう

多くの人は、脳を休めるということと、日常的にリラックスするということを混同してしまいがちです。

確かに、この2つに関しては、脳科学的にいえば似て非なるものだといえるのですが、実は大きな関わりもあるのです。

というのも、脳をしっかりと休ませるための伏線として、基本的にリラックスできる習慣を身につけることが大事なポイントになってくるからです。

たとえば、対人コミュニケーションを例に挙げてみましょう。

私たちの日常にとって、もはや切っても切り離すことができないのが、この対人コミュニケーションではないでしょうか。

いつ、どんなときでも他人というのは強力な存在で、どうしても対応しなければならないことが多いはずです。

こうした対人コミュニケーションというのは、やはり莫大な脳内エネルギーを消費しているケースがほとんどだといっても過言ではないでしょう。

いつも気を張っている人は、脳が休まっていない

いつも元気で明るく、対人コミュニケーションが得意中の得意、誰からも好かれるような人というのは、どこか気持ちに余裕があるように感じます。

心身ともにリラックスした状態で、人と接することができている人というのは、誰からも羨ましがられる存在でしょう。

一方、いつも気を張ってしまうことで、「あの人はいつも気難しい人」というレッテルを貼られてしまう人もいるのではないでしょうか。

そんな人は、やはりどこか日常的にリラックスできていないことが多いのかもしれません。

また、**そういう人に限って、ほぼ例外なく脳をしっかり休ませることができていないといってもいいかもしれません。**

どんな仕事の場面でもフロー状態が有効

こうした差を冷静に分析していったところ、単に「脳を休ませるのが上手な人と苦手な人がいる」というだけの問題ではなく、**日常的なリラックス技術の有無が大きく関係している**ということがわかったのです。

対人コミュニケーションにおいて、相手の警戒を解くためには、自分をリラックスした状態にしておいたほうがいいですし、リラックスすることによって、意外にも自分のいいところを出せるようにもなります。

集中しながらも、どこかリラックスした状態で会話ができるようになると、それはいわば「フロー」状態で、人とのコミュニケーションができるようになっているということです。

フローとは、リラックスしながらも、集中力を発揮して時間が経つのも忘れるくらいその行為にのめり込み、その行為自体が報酬となることを意味しています。

このフロー状態になることは、対人コミュニケーションだけに限らず、どんな仕事の場面においても有効です。

本番でも、フローに近い状態でリラックスしている人のほうが、結果を出すことができていると感じます。

では、どのようにリラックス状態を保ち続ければいいのでしょうか。

そのカギとなるのが、脳を休ませて、「副交感神経」を優位に働かせるということです。

副交感神経とは、緊張や興奮状態を抑える働きを持っており、まさに脳をリラックスさせるための機能といえます。

つまり、しっかりと脳を休ませることによって、副交感神経を優位に働かせることができるかどうかが、自分自身をリラックスさせることにつながっていくというわけです。

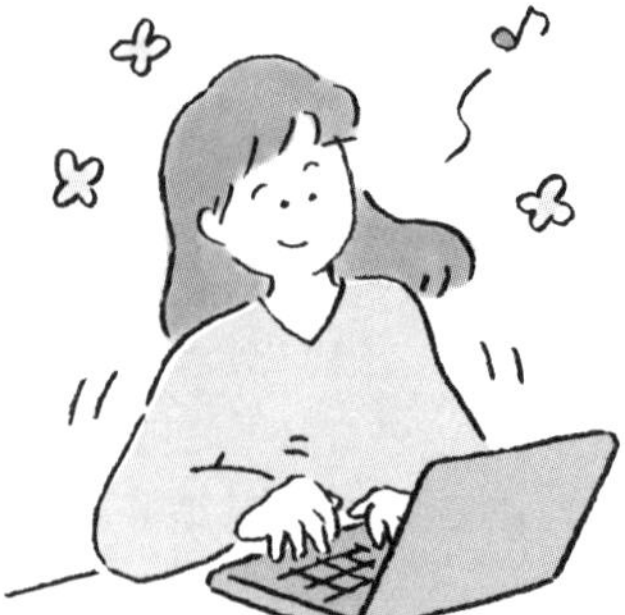

マインドフルネスと脳の意外な関係

ここまでで、長時間働き詰めになったり、深夜まで睡眠を削って無理に残業したりしても、仕事の効率や質が上がるどころか、脳がどんどん疲れてしまうということがご理解いただけたのではないでしょうか。

ここで1つ、とっておきのデフォルト・モード・ネットワークを活性化させる方法を伝授いたしましょう。

それは、マインドフルネスによる瞑想です。

今ではこの瞑想、アメリカのFacebook（現Meta）やGoogleなどでも取り入れられているほどの人気で、マインドフルネスに関連した書籍も数多く出版されています。

このマインドフルネスでの瞑想は、純粋な形でデフォルト・モード・ネットワークを上手に働かせ、ストレスを解消できるといったこともわかっています。

瞑想という形にこだわる必要はない

マインドフルネスは、瞑想をベースに生まれたものですが、私自身、ことさら瞑想という形にこだわる必要はないと思っています。

確かに、マインドフルネスの状態がどのようなものかを理解する上で瞑想は有効かもしれません。

しかし、それが唯一のマインドフルネスのトレーニング法ではありません。先に紹介したウォーキングや入浴、睡眠といったことでも、マインドフルネスのトレーニングは可能なのです。

忙しい人であれば、仕事の移動中の新幹線や飛行機でデフォルト・モード・ネットワークを活性化させているという人もいます。

マインドフルネスは、あくまで自然体で

ここで重要なのは心の持ち方です。

たとえば、ウォーキングでマインドフルネスの状態をいったん掴んだとすると、その後は歩かなくても、仕事をしたり、雑談をしたりしているときでも、マインドフルネスの状態になることができるようになっていきます。

本来、その感覚を磨いていくことが大切なのです。

瞑想や禅といったある特定の行為、いわゆる〝修行〟のようなことが必要だと考えすぎてしまうと、かえってマインドフルネスのコツを掴むことから遠ざかってしまうのではないかと思います。

あくまでも無理をせず、自然体でいることが、マインドフルネスの状態に近づくことになるはずです。

脳を休ませることは単なるリラックスとは異なる

ここで注意しないといけないことは、デフォルト・モード・ネットワークを働かせて脳を休ませるということは、単なる息抜きによるリラックスとは、まったくの別ものだということです。

デフォルト・モード・ネットワークを活性化させるというのは、起きていながらもいっさいの活動をしない状態に近くなっているといえるのです。

アフター5で友人と飲みに行くとストレス発散になるということがあると思いますが、このときデフォルト・モード・ネットワークは働いていません。

単に脳がリラックスしているだけにすぎず、友人との会話に花が咲けば咲くほど、脳を働かせていることになるのです。

偏った脳のバランス回復を担う「脳内マッサージ」

私たちの脳というのは、誰もが例外なく普段からフル活動しています。

それこそ、目一杯活動しているときには、老廃物などの脳内物質が溜まっていくと考えられています。

これが、脳の疲れの原因の1つになります。


その一方で、セロトニンといった脳内の神経伝達物質が不足してくるということもあるので、脳のなかで生理的にバランスを取る必要があります。

そのために必要なのが、「脳内マッサージ」というものです。

この脳内マッサージについて解説する前に、まずは脳が疲労してしまうメカニズムについて、少し解説します。

脳が疲れると幸せホルモンが減る

そもそも、脳が健康な状態に回復するためには、大きく2つのバランス回復が必要になってきます。

1つは、生理的なバランスの回復です。

脳の生理的なバランスとは、わかりやすくいえば脳の栄養補給といってもいいかもしれません。

ここでいう脳の栄養とは、セロトニンという神経伝達物質のことを指しています。セロトニンの別名は「幸せホルモン」とも呼ばれ、精神を安定させ、心地よさ、爽快さなど、幸福感を生み出し、脳内神経のバランスを保ち、安定化させる重要な役割を持っています。

つまり、こうした脳の栄養によって脳の働きが活性化され、前向きでスッキリとした気分が持続するというわけです。

ところが、脳がフル活動して疲れが溜まってくると、このセロトニンが不足してきます。

すると、精神バランスが崩れてストレスを感じるようになり、ネガティブに物事を考えてしまったり、不安感や攻撃性が増したりしてしまい、ひどいときにはうつの症状が出てしまいます。

脳の処理が追いつかず、自律神経のバランスが崩れる

そしてもう1つが、情報的バランスの回復です。

脳のなかに未整理の情報が溜まっていくと、それが記憶の定着としてうまく処理できなくなってきます。

それをうまく整理して、置かれるべきところに収納していく必要があるわけです

が、そのときの脳内メカニズムを解説したいと思います。

まず、私たちが外部から受け取る情報や刺激の処理は、大脳新皮質がその役割を担っています。

ところが、あまりに多くの情報や外部的なストレスがかかってくると、大脳新皮質はその処理に追われることとなり、自律神経のバランスが崩れてしまいます。

当然ながら、自律神経のバランスが崩れてしまえば「感情のひずみ」が生まれてしまい、免疫系やホルモン系にまで、その影響が及んでしまうというわけです。

あまり使っていない脳を活性化させる

こうしたメカニズムを理解した上で、脳内バランスを回復するための、脳の総合的なマッサージをする必要があるといえます。

脳内バランスを回復する脳内マッサージとは、簡単にいってしまえば、このようなことです。

「普段よく使っている脳を休ませ、あまり使っていない脳を活性化させる」

たとえば、受験生が受験勉強ばかりしていると脳内バランスは偏りますし、ビジネスパーソンが仕事に追われてばかりいても偏ってしまいます。

ここで特筆したいのは、このような脳内マッサージというのは決して難しいことではないということです。

なぜなら、脳のなかに、そうしたバランス回復を行うプログラムがあらかじめあるからです。

今やっていることと違うことをすることで、そのバランスを取るプログラムが発動して、何もしなくても勝手にバランスを回復してくれるのです。

脳内マッサージで脳を休めれば創造的になれる

皆さんは、「脳を休める」という意味を、パソコンのようにシャットダウンする、スリープさせるといったイメージでとらえていないでしょうか。

ですが、これは少々違います。

脳を休めるというのは、どちらかといえば、脳を普段と違う使い方をすることによって**「脳をマッサージする」**ということに近いのです。

マッサージというのは、血行が悪いところをほぐして血行をよくするというようなことです。あるいは、老廃物を洗い流すといったイメージがあります。

脳にとってこの老廃物にあたるのは、未整理の情報や記憶です。

まだ整理整頓されていない情報や記憶を整理して収納してあげるというのが、脳のマッサージです。

たとえば、普段は仕事や勉強のために、ちょっと偏った脳の使い方をしているとしたら、偏りをなくして、よりバランス良く脳を使うことが、ここでいう**「脳のマッサージ＝脳を休める」**ということなのです。

マインドフルネスにおいては、ともすれば「何かしらの目的のために脳を使う」という目的志向型に偏ってしまう脳の使い方を、「今ここで起こっている外界のこと、それから自分のなかのことに注意を向ける」ことに振り向け、まんべんなく脳を活動させることによって、脳がマッサージされるということになります。

そういう意味で、脳が休んでいるということになります。

そのとき、いろいろな過去の経験や記憶がよみがえってくることがあります。その各要素が結びついて、そこから何かが創造されるということもあります。

つまり、脳をマッサージするということと、創造性はイコールでもあるわけです。

脳が情報や記憶を整理し始める

脳のマッサージによって創造性が生まれるメカニズムについて、もう少し詳しく解説してみましょう。

たとえば、仕事で、ある課題について考えていたとしましょう。

その課題にばかり脳を集中的に使っているとき、ちょっとした「脳のブレイクタイム」を設けることによって、脳はこれまで収集していた情報や記憶を、一度、整理し始めます。

すると、脳はバランスを回復することになり、「いや待てよ、この課題とあの課題を結びつけたら面白いかもしれない」というひらめきが生まれることになります。

これが、創造性が生まれる仕組みなのです。

行き詰まっているときこそ脳内マッサージを

私たちは、何かに打ち込んでいるときというのは、ほぼ例外なく偏った脳の使い方をしているものです。

そんなときに、脳のバランスを回復する脳内マッサージは、優れた創造性を生み出すだけではなく、気持ちが楽になってストレス解消にもつながっていきます。

なぜなら、脳のなかで整理されていなかった老廃物である未整理の情報や記憶が整理されて、落ち着くべきところに落ち着くことでスッキリするからです。

このような脳内マッサージを、一流のクリエイターはごく自然体で行っているのです。

こうした創造性を磨くための脳内マッサージというのは、特に仕事や勉強などで行き詰まっているときにこそお勧めです。

脳を休める前に、まず目一杯脳を使う

皆さんは「焼きなまし法」という言葉をご存知でしょうか。

これは、金属工学で鋼材に用いられる基本的な熱処理の1つなのですが、金属材料を加熱した後で少しずつ冷やし、金属をやわらかくする作業のことです。

機械部品などを製作する際には金属を切ったり削ったりする作業が発生しますが、この熱処理によって、製品をつくる上で加工しやすい金属にするというわけです。

「脳の焼きなまし法」で成果を上げる

実は、脳を休めることは、この焼きなまし法に似ています。

たとえば、ビジネスにおけるパフォーマンスの最適化を求めるのであれば、鋼材と同じように熱処理をすることが必要不可欠です。

鋼材を加熱するというのは、脳が目一杯努力しているときです。

鋼材を冷却するというのは、脳を休ませてあげているときです。

こうした、「脳の焼きなまし法」によって、どんな仕事においても最大のパフォーマンスを発揮できるというわけです。

これが、**「脳を休める前の準備段階として、まず目一杯脳を使って努力する必要がある」**ということの真意です。

改善点が浮かんだら脳を休ませる

では、こうした脳の焼きなまし法の具体的な実践方法を、翌日に大事なプレゼンを控えていると仮定してシミュレーションしてみましょう。

プレゼンの前日は、とにかく一度本番の通りにリハーサルします。

ここで重要なのは、自分にプレッシャーがかかるくらい、思いっ切りやってみるということです。

「リハーサルだから……」という気持ちはいっさい捨てて、テンションをマックスに、本気モードで挑んでみてください。

するとそこで、気づいた点や改善すべき点などが浮かび上がってくるはずです。

ここで、多くのビジネスパーソンはこのように考えがちではないでしょうか。

「まずい……。プレゼンは明日なのに問題が山積みだ」

特に、真面目すぎるビジネスパーソンは、これで自分を追い込み、夜遅くまで課題解決にあたり、ときには徹夜してしまうということになってしまいます。

ですが、脳の焼きなまし法でいえば、これは極めて間違った課題解決のアプローチだということです。

気づいた点や改善すべき点などが浮かび上がってきたら、そこが、一度脳を休ませてあげるタイミングなのです。

すなわち、脳を思いっ切り熱したら、次は冷ましてあげることで、脳がアップデートされ、取り組んでいるものが、より良いものに進化するのです。

後悔するぐらい休むと反発力が出る

もちろん、最高温度まで持っていく作業においては、人それぞれ個人差があります。1日でも瞬間的に最高温度まで持っていくことができる人もいれば、3日かかってしまう人もいるでしょう。どのくらいで最高温度に到達できるかについては、自分自身との対話によって知るしかありません。

それを知ることができれば、あとはそこまで自分を追い込んで努力するだけです。そして努力した後は、しっかりと脳を休めてください。

このときの脳の休め方として私が推奨しているのは、「休みすぎた！」と後悔するぐらい休むということです。

なぜなら、後悔するというのは、脳の感情の回路が反発しようとしている証拠でもあり、その反発力によって脳の再活動でギアが入りやすい状態になるからです。

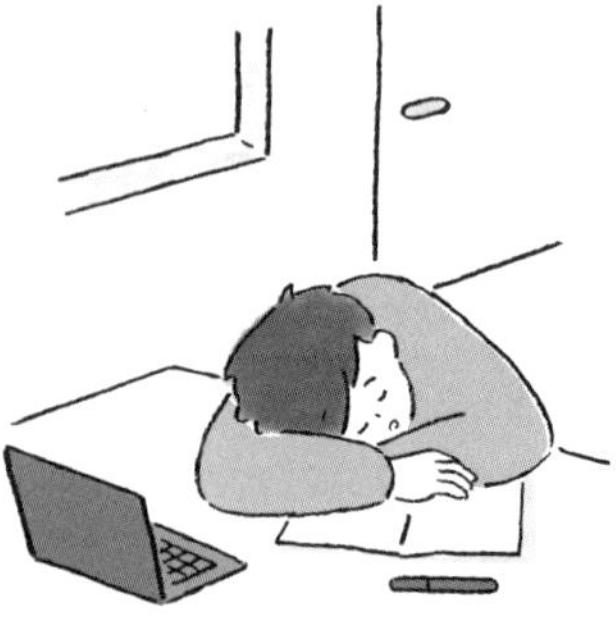

第4章

超実践！
今すぐ脳の休息習慣を身につけよう

「現場から離れる」&「着替える」で脳を休める

「自分はオン、オフの切り替えができているほうだ！」
「うちの会社は働き方改革を実践している！」

胸を張ってそういえるビジネスパーソンや企業も、少しずつですが増えてきたかもしれません。

ですが、脳科学の「脳を休める」という観点でいえば、まだまだ中途半端であって、**「しっかり休んでいるつもりになっている」という人や会社が多い**といわざるを得ません。

仕事も勉強もそうですが、深掘りして突き詰めれば、突き詰めただけの成果や見返りがあると思います。

実は、脳を休めるということもまた同じで、脳を休めるということを深掘りして突き詰めれば突き詰めるほど、スッキリとした感覚に出会えるはずです。

それはまるで井戸を降りていくような感じです。井戸というのは、深ければ深いほど水もどんどん澄んでいきます。脳を休めることで、本当の自分に出会えたり、自分を見つめ直して、忘れていた夢や野望も思い出したりすることができるようになっていきます。

もはや長時間残業は評価されない

確かに、真面目気質の私たち日本人の美学として、「一生懸命に、がむしゃらに」というものが存在していたのは事実です。

しかし、時代の流れとともに、私たちの生き方、働き方というのは日々刻々と変化、もっといえば進化しているのです。

以前であれば、基本8時間労働で4時間残業すれば、その1日だけでも1・5倍の仕事ができたと評価されたかもしれません。

ですが、今求められている働き方の付加価値というのは、決して長時間労働というわけではないのです。

求められているのは一瞬のひらめき

何よりも、単純に4時間残業したからといって、必ずしも1・5倍の成果が出るというわけではないからです。

むしろ、基本である8時間労働を半分の4時間労働にして、8時間労働と同等、もしくはそれ以上の成果が求められているのではないでしょうか。

つまり、**重要なのは瞬間的なパフォーマンスを発揮する能力**だというのが、私が感じていることの1つなのです。

先にも述べた、一流のクリエイターやアーティストにしても、むしろ一瞬のひらめきでつくった作品が評価されて売れたりしています。

よく語られることの1つに、「ヒット曲ほど短時間でつくられた」というものがありますが、これはまさに、この瞬間的パフォーマンスの重要性を物語る好例ではないでしょうか。

あえてたとえるならば、バネが思いっ切りギーッと縮まって一気に伸びるといったようなものと同じです。しっかり脳を休めている間にエネルギーをできるだけ溜めておけばおくほど、その後伸びるエネルギーも爆発的に飛躍するということになるのです。

「脳内コスプレ法」で脳を休める

では、より効果的に脳を休めるためには、一体どんな工夫が必要になってくるのでしょうか。

ここでも実践的な提案をするのであれば、**「現場を離れる」**ということです。これがとても大事になってきます。

勉強が終わったら学校を出る、あるいは仕事が終わったら会社を出る。このように、具体的な行動として結びつけてあげるのがとても効果的です。

たとえその作業をやめたとしても、現場に居座ってしまうと、脳の思考の流れを切り替えることが難しいのです。

さらに付け加えると、**「着替えをする」**というのも、脳を休めるにはとても効果があります。

制服を着ている事務職の人や、仕事で作業着を着ている人などは、仕事が終われば着替えをして会社を出ると思いますが、このような行動は、脳にしっかりとした切り替えをもたらします。

それができないスーツを着たビジネスパーソンであれば、ジャケットを脱ぐ、あるいはネクタイを外すといったことでも効果があります。

これを私は**「脳内コスプレ法」**と呼んでおり、脳の性質をうまく利用した休息方法です。

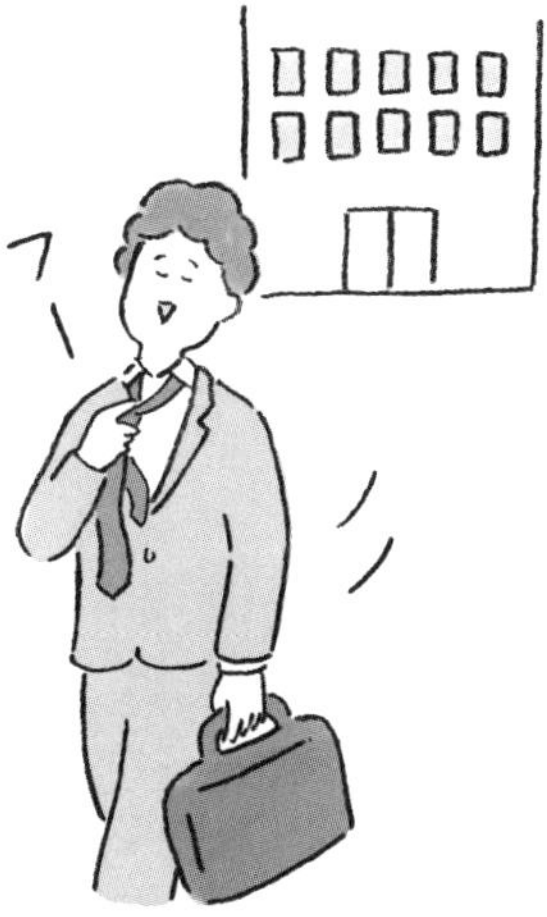

ジョギングやウォーキングで自分のスペースをつくる

脳を休ませるというのは、見方を変えれば「自分のスペースをつくる」ということでもあります。要は、「誰にも邪魔されない、自分だけの自由な時間をつくる」ということでしょうか。

私自身を例に、ご説明しましょう。私の「自分のスペース」は、主にジョギングによってつくっています。

ジョギングをすると血行が良くなるので、脳に酸素や栄養が行きわたりやすくなります。すると「ニューロン新生」と呼ばれる脳細胞が増える現象が起こります。

脳細胞が増えれば、脳のパフォーマンスがアップすることは、もはやいうまでもありません。

さらに、走ることはストレス・マネジメントにもなるというメリットもあります。私は以前、受験勉強や実験でイライラが募ってきたところで、よく走っていました。そうすることで、効率的にストレスが解消できていたのです。

人間というのは、トップスピードで生きるには、ときにストレスの発散が必要不可欠です。

走っているときに「意思決定する」とうまくいく

私は朝の時間が許す限り、毎日10キロ走っているのですが、ボーッと走っていると、無意識の領域から、

「あれはこうなっていたのか！」
「次の本ではこんな題材を入れよう」
「あ、あのメール返さなきゃ」

などという考えが、次々と湧き上がってくるようになりました。

それだけではありません。

仕事についての重要な意思決定のほとんどは、走っているときにしているといっても過言ではないと思います。

パソコンやスマホからも離れる貴重な1時間

走っているときというのは、じっくり考えごとができる時間でもあります。

走るリズムが脳に刺激を与えてくれることによって、より本質的なことを考えられるようになるため、思考に新しい概念をもたらしてくれることが多いのです。

私の場合は、朝起きてからずっと仕事に追われているので、走っている間の1時間というのは強制的にパソコンもスマホもなくなる瞬間です。

つまり、そこでしっかり脳を休ませることができているのだと思います。

自然体で身構えないのがコツ

ここで重要なのは、**「さぁ、走りに行くぞ！」と、何か特別なことをやろうと身構えないということです。**

身構えてしまうと、その時点で脳に抑制がかかってしまい、なかなか脳を休めることができません。

それよりも、あくまで自然体で何も考えずに、「散歩でもしに行こうかな」くらいの感覚で続けることが望ましいのです。

また、健康やダイエットのためにウォーキングをしている人も多いかと思います。ウォーキングでも、脳を休ませる効果は十分に期待できます。ストレス解消の効果も期待できますので、「走るのはちょっと苦手」という人は、ぜひ取り組んでみてください。

走ったり歩いたりは「いいこと」だらけ

私自身も、都内の移動くらいであれば、なるべく公共の交通機関を使わずに歩くよう心掛けています。

ここで重要なのは、「ストレスをリセットするんだ」という認識のもとで、歩き出したらボーッと何も考えない時間を確保するということです。

そうすると、当然、ここでも脳のアイドリングが行われ、デフォルト・モード・ネットワークが働き、脳のメンテナンスをすることにつながっていくからです。

そして最後にもう1つ。

仕事の合間に歩くようになって、歩くための時間をつくるために、前後の仕事を効率よくこなすようになりました。1つの副産物ともいえるでしょう。

このように、走ったり歩いたりすることで脳が休まるだけではなく、いくつものメリットが生まれてくることになるのです。

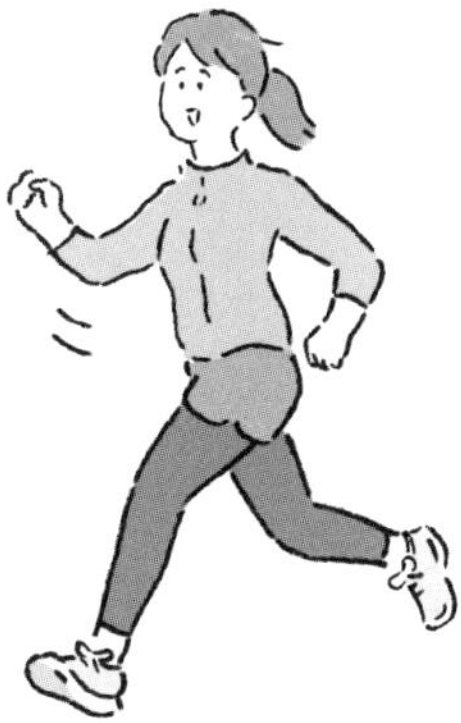

短時間の仮眠で脳がスッキリ

自慢ではありませんが、私は朝の寝起きがとても良いということがあります。ですから朝、目が覚めた瞬間からパッとトップスピードに入って仕事をすることができます。

いつも枕元にノートパソコンが置いてあり、起きるとすぐに開いてメールのチェックをすることから、私の1日の仕事が始まります。

ところが、「朝起きたばかりでは、すぐには気分が上がらない、どうしてもダラダラしてムダな時間を過ごしてしまう」という人のほうが圧倒的に多いようです。

また私は、どんなところでもさっと寝られる、「仮眠の達人」でもあります。

どんなに忙しいときでも、仕事の移動中でも、「眠るぞ」と決めた瞬間から、5分も経たないうちに眠ることができるのです。

仕事や勉強の効率を上げる「茂木式パワーナップ法」

実は、このような仮眠を取るということも、脳を休めるための極めて有効なテクニックだといえます。

実際に、多くのビジネスパーソンには、ちょっとした休憩時間があるはずです。それはランチタイムであったり、午後のちょっとしたひとときであったりするでしょう。

そんなときに、ダラダラとそれまでやっていた作業を続けていたり、あれこれ考えたりしてしまうと、なかなか寝付けないのではないでしょうか。

そこで、私なりにあみ出した、**「茂木式パワーナップ法」**を皆さんに伝授したいと思います。

そもそも、パワーナップとは、およそ15～30分の短い仮眠のことを意味しています。実はこのパワーナップ、長時間の昼寝よりも脳がスッキリするのをご存知でしょうか。

脳科学の研究では、こうしたパワーナップはパフォーマンスを高める効果があることがわかってきており、最近では、オフィスにハンモックなどを置いている企業もあるそうです。

ほんの少しの時間の睡眠によって、脳がかわいたスポンジのようになり、新しい情報を吸収する用意ができるからです。

パワーナップの秘訣は、**「切り替えの素早さ」**にあります。

私が朝起きてすぐにトップスピードになれるのも、この切り替えの素早さがあるからに他ならないのです。

このような瞬時の切り替え行動ができるようになることで、脳の全体的な切り替え能力をも高めることができるようになり、パワーナップで脳を休ませることができるようになるというわけです。

パワーナップの前に「儀式」を行う

では、具体的にどのようにして戦略的にパワーナップをすればいいのか。

まずは、意識的に10~15分程度の隙間時間を確保することを心掛けてみてください。仕事に支障をきたさないランチタイムなどの10~15分程度を利用するのが最も現実的かもしれません。

次に大事なのが、**パワーナップをする前に、何か儀式をする**ということです。

私の場合、Tシャツと短パンに着替えて、自分のお気に入りのイギリスやアメリカのコメディを観るということを儀式にしています。

また、外出先や移動中であれば、スマホなどで落語を聞くこともあります。

とにかく、それまでやっていた仕事とはまったく関係のない、笑ってゆったりした気分になれるコンテンツに触れるのです。

すると、5分も経たないうちに眠くなって寝てしまいます。

パワーナップのときは、ベッドで横にならない

ここで注意していただきたいのは、ベッドなどに横になって、心地のいい姿勢で眠らないことです。

なぜなら、ベッドで身体を横にして寝てしまうと、どうしても深い眠りに入ってしまい、しばらく眠気が続いてしまう恐れがあるからです。

ですので、たとえば、机の上でうつぶせになるか、イスやソファにもたれて寝るのが、パワーナップとしてはいい方法だとされているのです。

また、どうしても眠れないときには、ただ目を閉じているだけでも脳を休ませる効果が期待できます。

「おひとりさまごはん」で脳を休めよう

脳を休ませるには、いかに「自分時間」を確保できるかが大きなポイントになってきます。

とはいうものの、多くの人は、常日頃から集団生活を強いられているのではないでしょうか。

職場や学校、あるいはプライベートでも、人と会っている時間が1日のほとんどを占めているということも決して珍しくはないと思います。

もちろん、人と過ごすことは楽しい時間なのはいうまでもありません。

また、先にご紹介した、「人と会うことで脳を休ませる」という方法もあるのですが、そういった意識を持たずに人に会うということは、脳にとってはとても疲れることでもあるのです。

意識を高く持ち、身の回りに対するアンテナを張り、集中して会話に参加しなければならないため、注意力にエネルギーを注ぐ必要があるからです。

意識して、自分に目を向ける時間を持とう

私たちの毎日の生活は、ときとして自分だけではコントロールできない状態になることがあります。

そして、いい意味でも悪い意味でも、時間がどんどん過ぎていってしまいます。

その毎日が積み重なって、自分自身に目を向ける暇もないまま、1週間、ときには1ヶ月があっという間に過ぎていってしまうということがあるでしょう。

そういった方は、脳を休ませるという意味でいえば黄色信号になっています。


一人になれば、自分にとって大切なことに思いをめぐらせ、起きた出来事につい

ての自分の気持ちを整理することができます。

しかし、こうした自分時間は、意識的に持つようにしなければ、いつの間にか日常生活の流れに呑み込まれ、どこかに置き去りにされてしまいます。

そして、そういう時間を持つことができないと頭のなかの混乱を整理することができなくなり、さらに心配事やストレスを抱えることになってしまうのです。

一人で好きなものを自分のペースで食べる

ここで、こうした自分時間を確保するための、とっておきの方法をお伝えしたいと思います。

それは、**「おひとりさまごはん」**です。つまり、一人で食事をするということです。

「一人で外食することに慣れていない！」

「みんなで食べたほうが美味しいに決まっている！」

そんな声が聞こえてきそうですが、意識的に脳を休ませるという意味において、この「おひとりさまごはん」は極めて有効です。

誰かと食事をすると、気を遣ってしまい、どうしても味わって食べることができなかったりします。

また、「何を食べるか」などということは、他人と一緒にいると、ある程度妥協しなければならないときがあります。

一人でいることによって、食事においてさまざまなことを自由に決めることができるということも、脳がアイドリングを始める大きなポイントになるのです。

私自身、ランチタイムの「おひとりさまごはん」はちょっとした楽しみでもあり、脳を休める絶好のタイミングでもあると思っています。

自分が好きなものを自分のペースで食べることで身体の栄養になることはもちろん、脳への栄養にもなります。実は、ドーパミンという報酬系の脳内伝達物質が出るのです。

ドーパミンは、自分が好きなことをしているときに分泌しやすい特徴があります。

つまり、自分一人で美味しいものを食べているときにもドーパミンがあふれ出ているということです。

「おひとりさまごはん」の手始めに、まずは居心地の良さそうなカフェなどに足を運んでみましょう。窓からの眺めがきれいだったり、ソファ席があってゆっくりできたりするお店がいいでしょう。

スマホを取り出さず、ボーッとする

ただし、この「おひとりさまごはん」には1つ注意事項があります。

それは、一人でいることによって、ついつい時間を持て余してしまったり、手持ち無沙汰になったりしてしまったときに、すぐにスマホを取り出して、時間を潰そうとしないということです。

ここはグッと我慢して、何もせず、あえてボーッとするのです。

時間をかけて一杯のコーヒーを味わってみる、あるいはゆっくり時間をかけて食事を味わうということに集中してみましょう。

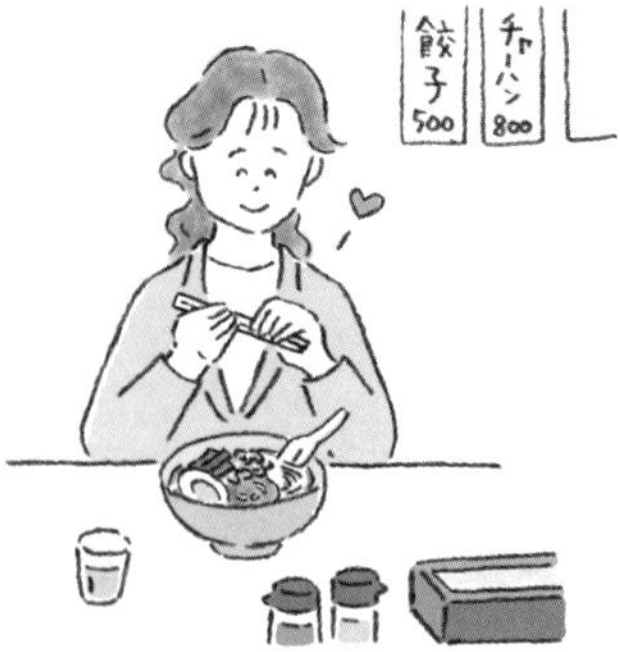

脳科学的にも理にかなっている
イギリスの「ティータイム」

夢中になって仕事をしていると、ある瞬間、こう思うことはありませんか？

「よし！　気持ちが乗ってきたぞ！　まだまだ続けられるな」
「休憩時間なんてもったいない！　どんどん仕事を進めてしまおう」

確かに、気分が乗っていたり調子が良かったりするときというのは、疲れもせずに、仕事に没頭できるものです。

とはいうものの、そんな状況であっても、脳はどんどん疲労を蓄積していきます。

ましてや、集中力が最大限発揮されればされるほど、脳は疲れていくものです。

だからといって、せっかく気持ちが乗っているのに、仕事を中断して休憩するというのは、ある意味でいえば勇気がいることなのかもしれません。

ですが、**仕事に没頭すればするほど、その分、意識的に脳を休めたほうがいいのです。これは、脳科学的にも理にかなっていることなのです。**

それは、私がケンブリッジ大学に留学していたときのあるエピソードが裏付けてくれました。

ケンブリッジ大学はティータイムの雑談を大事にする

ケンブリッジ大学の研究室では、ほぼ例外なく「ティータイム」というものが設けられていました。

正確にいえば、厳密にティータイムが決められていたといったほうが正しいかもしれません。午前は10時30分くらいから、午後は3時くらいからです。

これらの時間になると、大学の構内にあるティールームには大勢の学生たちが集まり、お菓子などの軽食を食べ、紅茶を自由に飲みながら、雑談に花を咲かせるのです。

確かに、これはお茶の文化が根付いているイギリスならではの光景なのかもしれませんが、おそらくその前後はみんなが例外なく、ものすごく忙しく仕事をしていると考えられます。

だからこそ、ティータイムという時間を設けて強制的に休息の時間を取るということを実践しているのでしょう。

イギリス人の紅茶好きは本物

また、ある調査によれば、イギリスでは全人口の8割が紅茶を飲むといわれ、一人あたりの年間消費量は約2・6キロというデータもあるようです。

この数字は、イギリス人は1日におよそ4~5杯の紅茶を飲んでいることになり、これは日本人の25倍にもなります。「イギリス人は1日に7回紅茶を飲む」という言葉もあるそうです。

もちろん、こうしたティータイムがあるのは、ケンブリッジ大学に限ったことではありません。

イギリスでは、多くの学校や会社において、午前10時、午後3時といった時間帯にティータイムが設けられています。

面白いエピソードとして、国連軍として戦争に参加したイギリス軍の砲撃が止まった理由が、兵士たちがアフタヌーンティーを楽しんでいたからというものがあります。

「イギリスの傭兵はティーカップを持って死んだ」といった逸話も残されているというのですから、イギリス人の紅茶好きは本物のようです。

お茶の成分で脳が休まる、よく眠れる

こうした、勉強や仕事の合間に飲むお茶の効用としては、心を和ませて気分を

ゆったりさせてくれるというものがあります。このリラックス効果が脳を休ませることにつながるというわけです。

最近の研究では、お茶に含まれる「テアニン」という成分が、脳をリラックスさせることと深く関わっているということがわかりました。

テアニンは、お茶の、うま味や甘味のもととなる成分です。お茶が好きな人であれば、この成分の名前を一度は耳にしたことがあるかもしれません。

テアニンを摂取したときは、摂取していないときに比べ、脳の広範囲でアルファ波が増大しているのが測定されています。

また、テアニンには睡眠改善効果などがあることも報告されており、高ストレス社会に生きる私たちにとっては、非常にありがたいものといえます。

つまり、お茶を飲むとホッとして心が落ち着くというヒーリング効果があるということが、脳波の解析からも科学的に証明されたことになります。

このように、ティータイムには、実にさまざまな効用が隠されているのです。

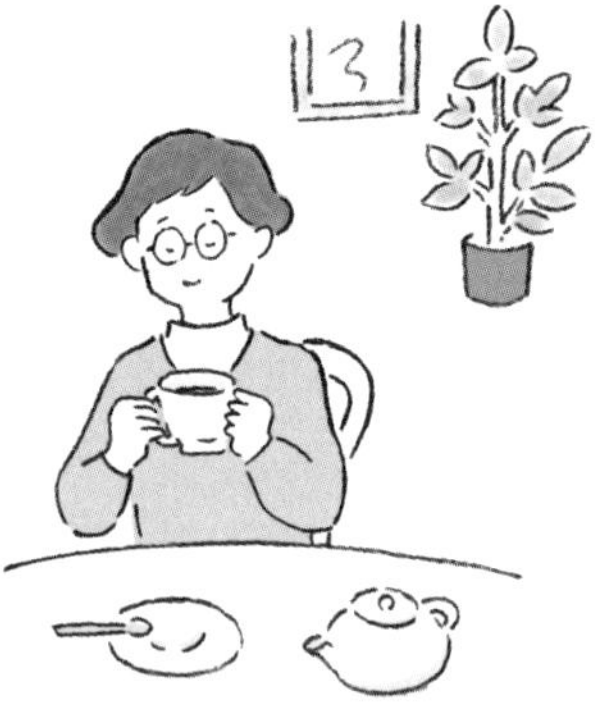

脳を休めるには「一人時間」が効く

社会人として会社に勤めている以上、避けては通れないのが職場の仲間たちとの飲み会です。

職場の飲み会の目的の1つには、社員同士が親睦を深めて円滑なコミュニケーションを図りながら、楽しく仕事をするというものがあります。

飲み会で愚痴をいっても脳は休まらない

ところが、職場の人と飲みに行くと、ついつい愚痴や人の悪口が出てしまう。そんな経験は誰にでもあるのではないでしょうか。

確かに、愚痴をこぼしたり、お酒の勢いを借りて上司の悪口をいったりすることで、ストレス発散になるかもしれません。

「上司が正当な評価をしてくれない！」

「自分が輝けないのは、今の会社の制度が悪いんだ！」

このように、愚痴や上司の悪口が出てしまう人は、職場の飲み会がストレスの捌《は》け口になっていることは否定できません。

ですが、こうした飲み会は、たとえストレス発散といった効果があったとしても、脳を休ませるということにはなりません。

脳を休ませるときは、グループよりも個人で

やはり、脳を休ませるには、「一人でやる」という基本姿勢が大事になってくるのです。

・瞑想をする
・ウォーキングをする
・ジョギングをする
・お風呂に入る
・睡眠を取る

どれも脳を休ませるための有効な方法なのですが、**どれをとっても一人でやれることばかりです。**

つまり、**脳を休ませるためには「一人でやる」ということが、最も効果的であるといえるわけです。**

私自身は、ジョギングによって脳を休ませることが多いのですが、必ず一人で走るようにしているのは、しっかりと脳を休ませたいからに他なりません。

よく皇居などで、グループでジョギングしている光景を見かけます。

グループで走るメリットはいくつかあるのですが、脳を休ませるという意味においてはあまりお勧めできません。

仲間と飲むことは脳のオン・オフの切り替えにはなる

また、先に述べたような職場での飲み会が、ストレス発散の絶好の機会だという人も少なくないはずです。

確かに、毎日の過酷な労働の後、心身ともに疲弊してストレスを感じているときに一人でいると、余計暗い気持ちになってしまうこともあるでしょう。

そういうときに、友人と飲みに行って、いろいろな話を聞いてもらうというのは、心身ともにリラックスする上で欠かせないことかもしれません。

そうしたリフレッシュは、脳のオン・オフの切り替えスイッチとしての役割を担うこともあります。

私自身もまた、1日の仕事が終わった後、気の合う仲間とお酒を飲んだりすることは人生の楽しみの1つです。

飲み会に行った後の一人時間が大切

ですが、**脳を休ませるという意味において大事なのは、楽しく飲みに行った、その後なのです。**

気の合う仲間や友人と会って話を聞いてもらったり、いろいろ慰めてもらったり、あるいは鬱憤《うっぷん》を晴らしたその後、家に帰るときの夜道の10分、20分、30分の間、1日の出来事や自分が今考えていることなどを振り返ってみるのです。

こうした一人時間は、外から意味のある情報が入ってこない状態です。これが、脳のアイドリングをするのに最も望ましいことなのです。

人と会っている間には、新しい情報がどんどん脳に運ばれてきます。

大切なのは、新しい情報が入ったら、それを自分のなかで消化する時間をつくるということです。

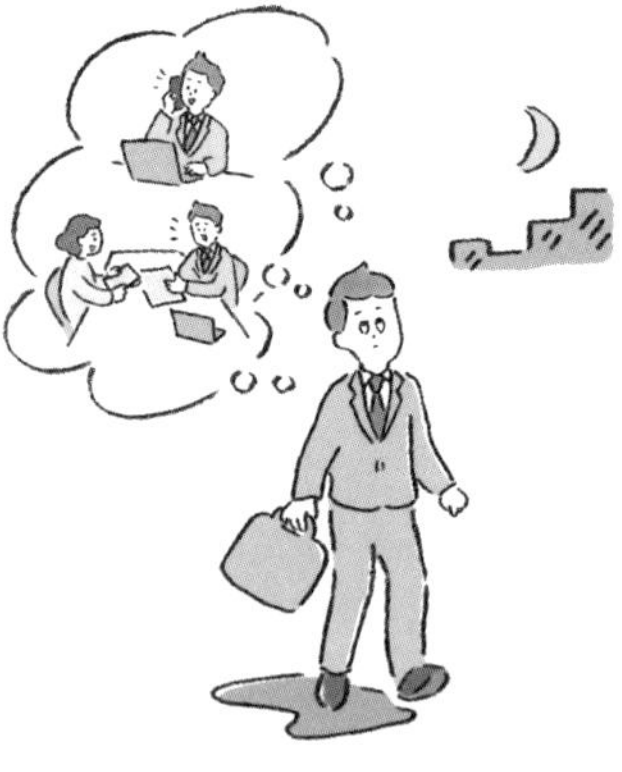

気ままな一人旅は、最高の脳内休暇

「毎日、仕事、仕事……。たまには旅行にでも行きたい」

こんなふうに感じるのは、脳が休みを訴えているためかもしれません。

旅に出ると、意外にも頭のなかがクリアになることがあります。

日々溜まっていた疲れや、ちょっとしたストレスが、旅のなかでさまざまな刺激を受けることで、いつの間にかどこかに吹き飛んでしまう。そんな経験は誰もがあるはずです。

そして、旅から戻れば、また気持ちを新たに仕事に取り組めたり、何か新しいことに挑戦したくなったりすることもあると思います。

これは、旅のなかでうまく脳を休ませることができたという証拠でもあるのです。

キーワードはマイペース

特にいいのが一人旅です。

一人旅をしているときというのは、ある意味で誰にも邪魔をされずに、自分のペースで物事を決めることができます。

この「マイペース」というのが、脳を休ませるキーワードです。

というのも、マイペースに旅をすることは、セロトニンが分泌され、リラックス効果が得られるからです。

先に述べたとおり、セロトニンは、別名「幸せホルモン」とも呼ばれており、たくさん分泌されていると心が落ち着き、リラックスするのです。

つまり、**マイペースな一人旅というのは、日常生活から解放されリラックスした状態になれる**というわけです。

これによって、脳がうまく休まり、脳内が整理されることになります。

旅先から戻ってくると、新しいアイデアが浮かぶことが多いというのも、このようなメカニズムによるものだと考えられています。

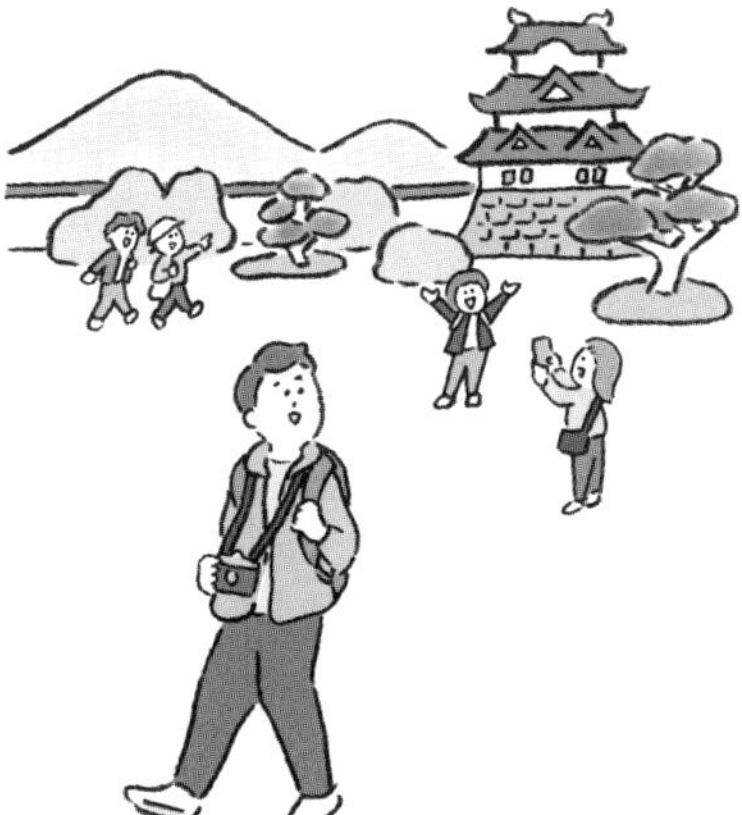

寝る前に1日を振り返って脳内を整理しよう

「何をやっても、どうせうまくいかないし……」

「毎日こんなに頑張っているのに、どうして結果が出ないんだ！」


そんな、ネガティブな気持ちに支配されていませんか？

実は、私たちの脳というのは、ポジティブな考えや経験よりも、ネガティブなことを強く記憶に留めてしまう癖を持っているのです。

そのため、ついクヨクヨ悩んでしまったり、イライラしてしまったりと、ストレスをつくり出してしまうのです。

こうした脳の癖は、脳が疲れれば疲れるほど、顕著になってきます。

まわりからみれば、「あいつはただ怠けているだけだ」と思われそうな状態ですが、本人は怠けているわけではないのです。

「やる気が出ない」「ぼんやりして考えがまとまらない」などといった、いわば無気力状態は、脳の疲労が原因なのかもしれません。

何より、自分自身が脳の疲れに気づかずに、「自分は怠け者なんだな」と思ってしまうと、さらにネガティブな思考に陥ってしまいます。

前向きに1日の出来事を振り返る

私がお勧めしているのが、**「睡眠前に1日を振り返ってみる」**ということです。

これもまた、先に述べた脳のアイドリングとして有効な方法だといえます。

なぜなら、寝る前に少しだけでも1日の出来事を前向きに振り返ることで、睡眠中に脳内整理の手助けをすることができるからです。

それだけではありません。**1日の出来事を前向きに振り返ることで質の良い睡眠**

を取ることができ、脳の疲れを取ることもできます。
まさに一石二鳥というわけです。

その日の悩みはその日に解消するよう心掛ける

その日の出来事を振り返るというのは、今自分が抱えている問題に対する行動の効果がより向上していくことでもあります。

うまくいったことであれば、どうすればもっと良くなるのかを振り返って考えてみる。

逆に、うまくいかなかった、悪かったことはどうすれば次はうまくいくのかを考えてみるといったように、一つひとつを振り返ることが、未来につながるヒントとなって悩みを解決してくれるはずです。

「その日の悩みはその日のうちに解消する！」

この心掛けが大切です。

自分の尊敬する人になぞらえて自分を高めよう

普段、仕事で疲れていると、休日はベッドの上やソファでダラダラと過ごす人もいるのではないでしょうか。あるいは、極力体力を使わずに、1日中ゲームをして休日を過ごす人もいるかもしれません。

ですが、そんなときに、何となく身体のだるさを感じてしまうという経験をしたことはないでしょうか。

特に、忙しく働いているビジネスパーソンのなかには、「職場を離れてもなかなか気持ちが休まらない……」という人が少なくないようです。

繰り返しになりますが、**心身の健康を維持していくためには身体を休めるだけではなく、脳からしっかりリラックスさせ、疲労を回復させることが大切です。**

先に述べたとおり、脳がリラックスしている状態というのは、副交感神経が優位に働いています。

逆にいえば、交感神経が優位に働いている状態では、脳も活発に働いていることになります。

つまり、日頃忙しく働いているビジネスパーソンというのは、脳が働いている状態とリラックスしている状態を上手に切り替えられるようになることで、脳をしっかりと休ませることができるようになるというわけです。

変化のない生活を見直す

こうした交感神経と副交感神経の上手な切り替えを行うには、いつもと代わり映えしない生活パターンを見直すということをお勧めします。

というのも、**毎日変化のない生活を送っている人というのは、脳がリラックスしづらい状態に陥っていることが多いからです。**

私たちの脳は、常に変化による刺激を求めています。

だからこそ、いつもと同じ働き方をしたり、休日にいつもと同じ部屋でダラダラしたりしていると、何となく気が滅入ってしまうのです。

脳を休めるということは、もっとしなやかで伸びやかなものです。

先に述べた、クリエイターのゆったりとした空気をつくるイメージにしても、ただダラダラとした時間を過ごしているわけではありません。

彼らは、ただがむしゃらに真面目にやるだけでは呼び込めないものがあるということを知っているのです。

尊敬するあの人なら、「どう仕事をするか」を考える

では、私が実践している、交感神経と副交感神経の切り替えを行い、脳をリラックスさせる、具体的なノウハウをご紹介したいと思います。

それは、「自分の尊敬する人になぞらえて自分を高める」ということです。

私はよく、**「これから10分間仕事をするとしたら、自分の尊敬する人だったら同じ時間でどれだけの仕事ができるのだろうか」**ということを考えて仕事に取り組むようにしています。

たとえば、スティーブ・ジョブズの功績は誰もが知るところですが、ジョブズの10分間と自分の10分間は物理的には同じです。

そこで、「これからの10分間はジョブズの10分間を超えるんだ」という意気込みを持って物事に取り組むことで、働き方に変化をもたらすというわけです。

自分の考えを整理する時間こそ、脳を休める時間

「自分はいつも他人に流されながら生きている……」
「面倒だから、みんなと同じ流れに乗ってしまおう……」

こんなふうに考えて、何気ない日々を過ごしてしまっている人も多いのではないでしょうか。

ですが、こうした考え方というのは、脳を休める上での大きな阻害要因となることがあるので注意が必要です。

というのも、大きな成功を手にしているビジネスパーソンや、今の世に名を残してきた偉人というのは、常に自分を貫く確固たる価値観を持って行動し、自分らし

く生きているからです。

そうした「ブレずに自分の価値観に基づいて行動できる」生き方こそが、ビジネスで成功する要因の1つであることは間違いありません。

こうした、**自分の軸を持って生きている人は、「自分はこうあるべきだ」という、揺るがない確固たる価値観を持っています。それが、脳を休めることにも深く関係しているというのが、脳科学者としての私の見解です。**

過去の成功体験を振り返ってみる

では、こうした価値観が、一体どのように脳を休ませるということにつながっていくのでしょうか。

「自分を見つめ直し、自分の考え方を一度整理する」

このことこそが、脳を休めることになるのです。

しかし、自分を見つめ直し、自分の考え方を整理するというのは、いざ実行するとなると非常に難しいものです。

そんなとき、私がお勧めしているのが、**自分の過去の成功体験を振り返ってみる**ということです。

成功の大小にかかわらず、自分の過去の成功体験を思い出して、それらの共通点を探し出してみてください。そこに、自分の確固たる価値観が浮かび上がってくるはずです。

そうすれば、「自分の強み」や「自分らしさ」に気づくことができるようになります。

そこから、自分の「ありたい姿」を想像して、それに適した行動基準や価値観を自分の軸にしていくのです。自分の軸を自己設定することで、他人に流されない生き方を実現できるというわけです。

白洲次郎のようにプリンシプルに生きるには

こうした、「自分の軸」をブレさせることなく生きた人物がいます。

吉田茂《よしだしげる》首相の側近として活躍し、占領中のGHQから「従順ならざる唯一の日本人」と呼ばれた白洲次郎《しらすじろう》です。

白洲次郎は、あのマッカーサーをしかりつけたなど、実に数々の逸話を残しているわけですが、彼がよく口にしていた次の言葉があります。

「プリンシプル（principle）に生きる」

プリンシプルは、「原理」「原則」などと訳されるのですが、「プリンシプルに生きる」ということは、すなわち「軸を持って生きる」といいかえることができるのではないでしょうか。

自分の価値観や考え方を整理する

では、白洲次郎のように、プリンシプルに生きるには、一体どうすればいいのでしょうか。

それこそが、先に述べた「自分の考え方を一度整理するために脳を休める時間を意識的につくり出す」ということにつながってくるというわけです。

実際に、自分自身の考え方をしっかり整理できている人というのは、何が重要なものであるかということが、しっかり理解できている人といえます。

逆に、自分自身の考え方を整理できていない人というのは、どうしても小さいことに囚われてしまったり、ついつい他人に流されたりしてしまいます。

このような行動パターンでは、自分自身を見つめ直す時間をつくることはなかなか難しいでしょう。

自分の人生や仕事で、何が大事なことかということをいつも整理できている人は、

自分自身との対話によって、自分の価値観を常日頃から確認しているのです。

こうした自分自身との対話こそが、脳を休ませている時間ということです。

皆さんのまわりにいるはずです。

まったく他人に流されることなく、やりたいことをやっている人。

いつもエネルギッシュで行動的だと感じる人。

そういった人というのは、自分の考えや価値観をしっかり整理する習慣を持っているのです。

それはイコール、**脳を休ませてしっかりと自分を見つめ直す時間を持っているということに、他ならないのです。**

◉おわりに

最後までお読みいただき、ありがとうございました。

ここまで「脳の休ませ方」について、できるだけ詳しく解説してきたつもりです。

「ただただがむしゃらに働く」

「とにかく努力し続けなければ結果は出ない」

という考え方に一石を投じることができたのではないでしょうか。

特に現代は100年に一度のAI大変革時代といわれ、私たちは人間らしいよりクリエイティブなことにいかに集中するかが最重要課題になっています。

そのため、私たち人間は「ひらめきの力」を引き出すことが必要になります。

しかし、新しい発想やアイデアを考えるとき、何とかして頭のなかから絞り出すやり方は脳科学的にはあまりお勧めできません。

というのも、私たちの脳は何かに取り組んでいるときというのは、ほぼ例外なく偏った脳の使い方をしているからです。たとえば、仕事である課題について考えているとき、課題にばかり脳を集中的に使っていればいるほどいい解決策は見つからない。そんな経験は誰にでもあるでしょう。

そこで、ちょっとした脳のブレイクタイムを設けることによって、脳はそれまで収集していた情報や記憶を整理し始め、バランスを回復することで創造性を発揮する。これが、本来ひらめきが生まれる脳の仕組みなのです。

重要なのは、本書でこれまで述べてきた脳をしっかり休ませる環境をつくり出すこと。ただし、ひらめきの力を発揮するには、普段から強度を持って仕事に取り組む必要があることはいうまでもありません。

ひらめきの力で私が思い出すのが、19歳のときに読み、大きな影響を受けたある一冊の本です。

それは、ドイツの作家で、1972年にノーベル文学賞を受賞した、ハインリヒ・テオドール・ベルの『フレッドおじさん（Mein Onkel Fred）』という短編作品です。

この作品では、終戦後まもないドイツが描かれています。主人公のフレッドおじさんは戦場から無事に帰ってきたので、家族は「これからは経済的大黒柱になってくれる」と期待していたら、何もしないで毎日寝てばかりいる。

戦後ということもあって家は決して裕福ではなく、働き手として、家族はみんなフレッドおじさんに何かやってほしい。でも、フレッドおじさんは毎日ソファに寝転がってただただただボーッとしているのです。

それでも、本人は慌てる様子もなく、毎日が過ぎていきます。当時学生だった私は、「一体、どうなってしまうのだろう?」とハラハラした記憶があります。

ところがある日、フレッドおじさんは突然むくっと起き上がり、仕事を始めるのですが、これがなんと大当たり! たちまちフレッドおじさんは裕福になり、一家も経済的に助かって、めでたし、めでたし、という話でした。

今振り返ってみて、この作品が脳科学的にも興味深いのは、物語の前半ではフレッドおじさんは寝転がってばかりいて何もしない、他人から見ればいわば「怠けている」わけですが、後半では突然いろいろな活動を始めたというところです。きっと、フレッドおじさんはボーッと寝転がっている間にも、しっかりと脳を休ませて何をするかをいろいろと考えていたのでしょう。

まさに、フレッドおじさんの脳活動が「静」から「動」へ切り替わっていくことで脳活動のコントラストを生み出していったということです。

この本でここまで述べてきたとおり、仕事でも勉強でも、あるいは人生そのものであっても、ただただ走り続けていけばいいというわけではないということを、ぜひ心構えとして持っていただければと思います。

ときには立ち止まって、ボーッと物思いにふけってみる時間も必要です。すなわち、脳をしっかりと休ませる「脳の休息」が必要不可欠だということを、この作品からも学ぶことができるのではないでしょうか。

こうした脳の休息というのは、一人ひとりのちょっとした心構えさえあれば、いつどんなときでも実践できる、ごく簡単なことだと私は思います。

それでも、やはり「他人の目」を気にしてしまい、なかなかボーッとする時間を確保することができないこともあるかもしれません。

そこで、会社であれば上の立場に立っている社長や上司の方々、学校であれば先生方に、私から1つお願いがあります。

もし、あなたの部下や生徒が特に何もしないでボーッとしていたとしても、「あいつは怠けている」と思わずに、「こいつはきっと、今フレッドおじさん状態なんだな」と考えて、あたたかく見守ってあげてみてください。

それはまさに、脳を休ませている瞬間で、そのあと何かのきっかけで、突然起き上がってみんなが驚くような活動を始めるかもしれません。

最後になりますが、本書がこうして出来上がるまで、三笠書房の編集本部をはじめ、出版プロデューサーの神原博之さんには本当にお世話になりました。心からお礼を申し上げます。

茂木健一郎

本書は、総合法令出版より刊行された『脳を使った休息術』を、文庫収録にあたり改題したものです。

茂木健一郎（もぎ・けんいちろう）
脳科学者。1962年、東京都生まれ。ソニーコンピュータサイエンス研究所上級研究員。東京大学大学院特任教授（共創研究室、Collective Intelligence Research Laboratory）。東京大学大学院客員教授（広域科学専攻）。屋久島おおぞら高校校長。東京大学理学部、法学部卒業後、東京大学大学院理学系研究科物理学専攻課程修了、理学博士。理化学研究所、ケンブリッジ大学を経て、現職。脳活動からの意識の起源の究明に取り組む。2005年、『脳と仮想』（新潮社）で第4回小林秀雄賞を受賞。2009年、『今、ここからすべての場所へ』（筑摩書房）で第12回桑原武夫学芸賞を受賞。
著書に、『頭は「本の読み方」で磨かれる』（三笠書房）、『クオリアと人工意識』（講談社）などがある他、ＩＫＩＧＡＩに関する英語の著作が、世界31カ国、29の言語で翻訳出版される。2022年4月には、二冊目の英語の著作 The Way of Nagomi（「和みの道」）が出版された。

知的生きかた文庫

脳《のう》をしっかり休《やす》ませる方法《ほうほう》

著　者　茂木《もぎ》健一郎《けんいちろう》
発行者　押鐘太陽
発行所　株式会社三笠書房
〒一〇二―〇〇七二　東京都千代田区飯田橋三―三―一
電話〇三―五二二六―五七三四〈営業部〉
〇三―五二二六―五七三一〈編集部〉
https://www.mikasashobo.co.jp
印刷　誠宏印刷
製本　若林製本工場

ISBN978-4-8379-8863-2 C0130

C50481

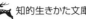

知的生きかた文庫

人生うまくいく人の感情リセット術

樺沢紫苑

この1冊で、世の中の「悩みの9割」が解決できる！　大人気の精神科医が教える、心がみるみる前向きになり、一瞬で「気持ち」を変えられる法。

仕事も人間関係もうまくいく放っておく力

枡野俊明

いちいち気にしない。反応しない。関わらない――。わずらわしいことを最小限に抑えて、人生をより楽しく、快適に、健やかに生きるための、99のヒント。

気にしない練習

名取芳彦

「気にしない人」になるには、ちょっとした練習が必要。仏教的な視点から、うつうつ、イライラ、クヨクヨを〝放念する〟心のトレーニング法を紹介します。

1万人の脳を見てわかった！「成功脳」と「ざんねん脳」

加藤俊徳

仕事も人生も、すべては「脳の使いかた」ひとつ。日常の〝小さな刺激〟で8つの脳番地が目覚める！　脳科学者が20歳のときに知っておきたかった〝脳の秘密〟とは――

自己肯定感が高まる習慣力

三浦　将

わずか3週間、楽しみながら自分を変える！　「いつもより10分早く起きる」「その日感謝したことを3つ書く」他、小さな行動習慣を変えるだけで、潜在能力が開花する!!

C50467

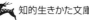